Más all

Una guía ... la depresión y la ansiedad prenatal y posparto

Shoshana S. Bennett, PhD
Pec Indman, PA, EdD, MFT, PMH-C

Untreed
Reads

Más allá de la melancolía Una guía para comprender y tratar la depresión y la ansiedad prenatal y posparto
Por Shoshana S. Bennett, PhD y Pec Indman, PA, EdD, MFT, PMH-C

Nota de la editorial
La editorial no tiene control sobre sitios web de los autores o de terceros o sobre el contenido de los mismos y no asume responsabilidad alguna con respecto a estos sitios.

Elogios para *Más allá de la melancolía*

"Shoshana y Pec han diseñado un formato fácil de usar para todos los profesionales que trabajan con mujeres en edad fértil. Si bien el tema es extremadamente complejo, este libro proporciona la información más esencial de una manera concisa. El campo de la salud mental materna necesitaba este aporte desde hace mucho tiempo. ¡Gracias, Shoshana y Pec!"

—Jane Honikman, MS, Fundadora,
Postpartum Support International

"En Más allá de la melancolía, Bennett e Indman ofrecen un manual compacto pero sorprendentemente completo sobre depresión prenatal y postparto. En un formato práctico y fácil de leer, describen sistemáticamente el diagnóstico y la evaluación, explican cómo buscar un psicólogo, explican los mitos relacionados con la lactancia y el vínculo con el bebé, y presentan las opciones de tratamiento. Las sugerencias para familiares y amigos son interesantes y útiles. Se incluye también información detallada de diagnóstico y tratamiento para profesionales de la salud. *Más allá de la melancolía* es un libro de lectura rápida con un formato fácil de manejar. Recomendado para colecciones de salud para el público en general y para profesionales de la salud".

—*Library Journal*

"Como líder en el ámbito de las instituciones sin fines de lucro, mi libro preferido sobre salud mental materna es *Más allá de la melancolía*. Promovemos el libro a través de nuestro trabajo con hospitales, aseguradoras, médicos y otros profesionales. Para nuestros seguidores, el libro es fácil de leer y proporciona la cantidad justa de información sobre trastornos de la salud mental materna".

—Joy Burkhard, MBA,
Fundadora y Directora, 2020 Mom

"¡Me encanta este libro! Es fácil de leer y usar como material de referencia para todos los aspectos relacionados con los trastornos del ánimo y de ansiedad perinatales. Les recomiendo este libro a todos los consultorios de obstetricia de mi sistema hospitalario. Es un libro excelente para mis pacientes y es lectura obligatoria para los proveedores de salud que capacito. Gracias a Pec y Shoshana por las actualizaciones recientes que hacen que este libro sea aún mejor".

—Birdie Gunyon Meyer, RN, MA
Coordinadora de Indiana, Postparto Support International
Ex Presidenta de Postpartum Support International (Apoyo Internacional para el Posparto).

"Muy fácil de leer y de entender. Informativo, conciso y realmente práctico y sencillo. Una valiosa herramienta tanto para médicos como para el público en general".

—Joyce A. Venis, RNC, ex presidenta
Depression After Delivery, Inc.
Directora de enfermería, Princeton Family Care Associates

"Este libro, breve pero informativo, es una guía útil para un médico muy ocupado o una madre abrumada".

—Valerie Raskin, MD, Psychiatrist
Autora de *This Isn't What I Expected* y
When Words Are Not Enough

"Mi esposa, Kristin Brooks Rossell, se suicidó tras una batalla de cuatro meses con la psicosis posparto. Todo aquello que no debería hacerse en el tratamiento de esta enfermedad mortal se le hizo a Kristin. *Más allá de la melancolía* es una guía paso a paso que habría salvado su vida. *Más allá de la melancolía* no es largo, pero el contenido es completo y está bien escrito. Lloré al leer cada página porque sabía que esta información podría haberse usado para evitar el dolor y el sufrimiento innecesarios que padecimos Kristin, yo y nuestras familias".

—H. Reese Butler II

"Es una guía indispensable para comprender y tratar la depresión prenatal y posparto. Este libro es una bendición no solo para los proveedores de atención médica, sino también para familiares y amigos de madres que sufren estos devastadores trastornos del ánimo perinatales".

—**Cheryl Tatano Beck, DNSc, CNM, FAAN Profesora, University of Connecticut, Escuela de enfermería, Coautora de _la escala Postpartum Depression Screening Scale_**

"Después de leer _Más allá de la melancolía,_ encargué inmediatamente varias copias y las repartí entre mis colegas. Es un recurso maravilloso, fácil de leer y lleno de sabiduría práctica. He trabajado con familias postparto durante muchos años y he aprendido mucho leyendo este libro".

—**Maggie Muir, LMFT, IBCLC, Nursing Mothers Counsel**

"Como psicoterapeuta que trata a mujeres durante el período posparto, me he referido a la información en este libro una y otra vez. Las doctoras Indman y Bennett son dos fuentes confiables que comparten información verificada y convierten inteligentemente este tema tan complejo en algo muy claro y comprensible".

—**Kim Richardson, MA, LCPC**

"Ofrece consejos prácticos y fáciles de seguir para mamás, papás, abuelos y muchas personas más. Lo más importante es que Shoshana y Pec presentan con mucha claridad esta horrible enfermedad. En todo momento me recordaron que mi esposa no estaba sola en su sufrimiento y que se recuperaría completamente con el cuidado apropiado. Este libro me dio esperanza durante un período muy difícil".

—**Mark S.**

"*Más allá de la melancolía*, escrito por Shoshana Bennett y Pec Indman, es un manual detallado, conciso e informativo que debe estar en manos de todos los proveedores de salud y todas las madres nuevas que sufren de depresión posparto. Es un libro fantástico que contiene todas las preguntas y respuestas necesarias".

—Shirley Halvorson, Ex Presidenta, Depression After Delivery (North Carolina) Ex Coordinadora, Postpartum Support International (North Carolina)

"Este valioso manual de tratamiento debe estar en manos de todos los profesionales médicos que trabajan con mujeres. Está bien investigado e indexado para referencia rápida y fácil por parte de profesionales de la salud, así como pacientes y sus familias. Como enfermera certificada y asesora de lactancia, me ha resultado especialmente valioso para ayudar a nuevas madres a lograr la experiencia de lactancia materna que quieren con sus bebés. ¡Gracias por disipar muchos de los viejos mitos!"

—Pat Ross, RN, IBCLC, Kaiser Permanente

"Antes de leer este libro, pensaba que era la única madre que se sentía de esta manera. ¡Fue muy tranquilizador saber que no estaba sola! Mi esposo leyó el capítulo para parejas y finalmente supo qué decir para ayudarme".

—Patty B.

"Este libro es una guía muy valiosa no sólo para las mujeres que padecen estos trastornos, sino que también es de lectura obligatoria para todos los que trabajan con mujeres durante el embarazo y el período postparto. Es un verdadero avance en el área de la depresión prenatal y postparto. Es el único libro que necesita en su biblioteca".

—Lisa Nakamura, Doula posparto Nurturing Mother Postpartum Services

"Nunca me habían dicho que podía deprimirme durante el embarazo. Me habían dicho que las hormonas del embarazo se encargarían de que no me deprimiera. Sufrí un episodio depresivo grave hace dos meses y mi mamá me dio *Más allá de la melancolía*. ¡Ahora estoy embarazada de ocho meses y no veo la hora de conocer a mi bebé!"

—**Carole B.**

"No sabía qué hacer cuando mi esposa empezó a llorar todo el tiempo después de que llegamos del hospital. El obstetra me dio este libro y finalmente las cosas comenzaron a tener sentido. No fue fácil, pero salimos adelante. El capítulo para los esposos fue realmente útil para mí porque me enseñó lo que debía hacer y lo que no debía hacer para ayudar a mi esposa".

—**Jeff B.**

"*Más allá de la melancolía* es una herramienta informativa y educativa para TODAS las personas interesadas en informarse o profundizar sus conocimientos sobre la depresión prenatal y posparto. Agradezco el enfoque simplificado y directo. Como madre y trabajadora social clínica, recomendaría este libro. De hecho, ¡ya lo hago!"

—**Joy Fullhardt, LCSW, ACSW**

Este libro está dedicado a

A nuestros hijos, Elana, Aaron, Megan y Emily,
por enseñarnos acerca de la tarea de ser madres.
Y a nuestras queridas pacientes,
que nos confían sus peores miedos y sus mejores esperanzas.

Agradecimientos

Queremos agradecer a K.D. Sullivan y Jay Hartman de Untreed Reads, y expresar nuestro agradecimiento a todos los que contribuyeron a este libro. Estamos agradecidas con nuestros maravillosos colegas de investigación que nos ayudan a comprender, prevenir y tratar mejor los trastornos del ánimo y de ansiedad perinatales. A lo largo del texto, hemos hecho referencia a algunas de sus valiosas investigaciones, y encontrará las citas completas en la sección de Recursos.

Shoshana S. Bennett, PhD
DrShosh.com

Pec Indman, PA, EdD, MFT, PMH-C
PecIndman@yahoo.com

Contenido

Prólogo

Esta excelente publicación llena el vacío de información y educación entre las personas afectadas por la depresión posparto (mujeres, hombres y familias) y los profesionales de la salud. ¡Ofrece información concisa para todos! Las personas como yo, que nos dedicamos al trabajo clínico y la investigación en el campo de la psiquiatría perinatal, definimos tratamientos, evaluamos los efectos de los medicamentos en los lactantes, exploramos distintos tratamientos de prevención y mucho más. Son todas tareas muy importantes. Sin embargo, para aprovechar bien la información, debe establecerse la conexión entre la comunidad de familias y los profesionales bien informados.

Extiendo mi agradecimiento a estas dos mujeres trabajadoras por su compromiso y su sensibilidad, y a Shoshana y Henry por estar dispuestos a compartir el dolor de su experiencia posparto. Mi más sincero deseo es que el sinnúmero de personas que lean este libro obtengan algún beneficio del dolor que ustedes pasaron, y que esto ayude a aliviar la intensidad del recuerdo.

Katherine L. Wisner, MD, MS

Cátedra de Norman y Helen Asher, Profesora de psiquiatría y ciencias del comportamiento y de obstetricia y ginecología

Directora del Centro Asher para el estudio y tratamiento de los trastornos depresivos

Facultad de Medicina Feinberg, Departamento de psiquiatría y ciencias del comportamiento, Northwestern University

Prefacio

Los trastornos del ánimo y de ansiedad prenatales y posparto son muy comunes. En los Estados Unidos solamente, más 3.5 millones de mujeres dan a luz cada año. Como la tasa de depresión perinatal (desde el comienzo del embarazo hasta el primer año posparto) es alrededor del 20%, por lo menos 700,000 de estas mujeres se enfermarán.

La tasa de diabetes gestacional es entre 1% y 3%, y la de tener un bebé con síndrome de Down en una madre de 35 años de edad es 3%. Curiosamente, se evalúa en forma habitual a las mujeres para determinar si tienen diabetes gestacional o riesgo de tener un bebé con síndrome de Down, pero no se las evalúa para determinar si padecen o tienen riesgo de padecer enfermedades de salud mental perinatales, que ocurren en 1 de cada 5 mujeres.

Trabajando en nuestras comunidades, nos han pedido muchas veces directrices simples para evaluar y tratar los trastornos del ánimo y de ansiedad perinatales. Las madres y sus parejas nos han hecho reiteradamente esta pregunta: "¿Por qué nos pasa esto y qué podemos hacer al respecto?" Se han escrito muchos libros y artículos muy buenos sobre este tema. Nuestro objetivo principal es resumir la información y las investigaciones más actuales en un formato práctico y fácil de usar.

Este libro no debe utilizarse en lugar de asesoramiento individual, grupos de apoyo o una evaluación médica. Tampoco pretendemos que sea un libro de texto completo. *Más allá de la melancolía* proporciona información fundamental para proveedores de atención médica y familias. Nuestra intención es proporcionar la información más importante y más actualizada posible sobre evaluación, tratamiento y recursos. En el Apéndice, encontrará definiciones de los términos utilizados en el libro.

Introducción

Darle la bienvenida a un bebé es como abrir la puerta a un sinnúmero de posibilidades. Todo puede suceder. Como profesionales de la salud, hacemos todo lo posible para ayudar a los padres a prepararse para el nacimiento. Sin embargo, a menudo, tratamos muy por encima la realidad de que volver a casa con un recién nacido que tiene su propio temperamento y quiere comer todo el día requerirá indudablemente un muy gran ajuste en la forma de vida.

Una madre debe recuperarse de su experiencia de parto mientras su cuerpo atraviesa un tremendo revuelo hormonal que es como una montaña rusa. Solo la falta de sueño puede hacer que la madre deambule por la casa como perdida en la niebla. También está conociendo a su recién nacido mientras confronta la realidad de que su vida anterior ya no está y que no es más dueña de su tiempo.

¿Puede todo esto resultar abrumador y conducir a problemas de salud mental perinatales? La respuesta es sí. Sin embargo, no es motivo para perder la esperanza. Los trastornos del ánimo y de ansiedad perinatales son condiciones que pasarán si se recibe excelente ayuda. Las mujeres, sus parejas y sus familias se recuperan y pueden disfrutar plenamente de sus vidas. *Más allá de melancolía, una guía para comprender y tratar la depresión y la ansiedad prenatal y posparto* es un recurso que ha ayudado a un sinnúmero de profesionales de la salud, padres y familias a reconocer los signos de trastornos perinatales y a ayudar a quienes los sufren.

Más allá de la melancolía está al día e incluye las investigaciones más actuales. Es fácil de entender y ofrece explicaciones prácticas y concisas. Con un enfoque sencillo que saca el tema a la luz, presenta una variedad de soluciones efectivas. *Más allá de la melancolía* también ayuda a eliminar el estigma y la vergüenza que se han asociado con los trastornos perinatales. El apoyo y la guía para madres, parejas y familias se basa en más de 50 años de experiencia combinada de las dos autoras.

Más allá de la melancolía es un excelente recurso para los profesionales y para quienes sufren. Este libro me ha ayudado a ayudar a nuevos padres que están sufriendo. Ésta es claramente la mejor guía de salud mental que he utilizado en toda mi carrera. Estoy tan convencida de su valor, que tengo copias en mi oficina para regalar a cualquiera que necesite ayuda.

—**Barbara Dehn, RN, MS, NP**
("Nurse Barb")

Uno
Nuestras historias

Llegamos a esta especialización profesional por caminos muy diferentes: una a través del sufrimiento personal; la otra a través del activismo social.

La historia de Shoshana

Mi esposo Henry y yo esperábamos con ansias el nacimiento de nuestro primer hijo. Disfrutábamos de un matrimonio estupendo y habíamos planeado cuidadosamente la llegada de los hijos a nuestro hogar. Ambos nos habíamos criado en familias saludables y estables con sistemas de valores sólidos. Éramos personas educadas con carreras exitosas: mi esposo, un profesional de recursos humanos y yo, maestra de educación especial. Además, yo tenía muchos años de experiencia con niños: tuve mi primer trabajo como niñera a los 10 años.

Me sentía muy segura estando a cargo de niños. Cuando pensaba en el futuro, siempre me imaginaba con hijos. Estaba muy orgullosa de ser una persona segura, capaz de mantener el control incluso en circunstancias difíciles. Henry tenía cuatro hermanos y siempre había querido tener una familia grande. Teníamos muchos planes muy bien pensados para el futuro y esperábamos con mucho entusiasmo la llegada de los hijos.

Me sentí muy bien durante el embarazo, tanto física como emocionalmente. Después de las clases de parto, Henry y yo sentíamos que estábamos preparados para el gran momento. Se mencionaron de pasada las cesáreas y no se dijo absolutamente nada acerca de posibles dificultades relacionadas con el estado de ánimo durante el embarazo o después del parto. Las clases eran más que nada sobre técnicas de respiración y sobre qué empacar para llevar al hospital. En la parte superior de cada una de las hojas del anotador que nos entregó la instructora decía: "Ningún medicamento, por favor". Y se daba por sentado, por supuesto, que todas las mujeres elegirían amamantar.

Padecí cinco días y medio de trabajo de parto temprano (trabajo de parto real, pero improductivo), durante los cuales no podía dormir por la incomodidad. Esto fue seguido de otro día de trabajo de parto intenso (pero todavía temprano). Mi bebé estaba en posición transversal y posterior, una posición que provocaba fuertes dolores en la espalda durante el trabajo de parto. Me retorcía cada vez que sentía el dolor: como un martillazo que me daba primero en el frente y luego, sin darme ningún descanso, en la espalda. Después de casi no dormir durante una semana, me sentía tan dolorida por dentro y tan cansada que pensaba que realmente me iba a morir. En ese momento sucedió algo muy extraño. De repente, me di cuenta de que estaba flotando sobre mí misma, observando cómo sufría. Aunque en el momento no sabía definir esa extraña sensación, ahora sé que se llama experiencia extracorpórea. Como seguía sin dilatarme, finalmente me hicieron una cesárea.

Todo esto destrozó mi ilusión de control. Había sido una bailarina profesional, y mi cuerpo siempre había hecho lo que yo quería. Durante este momento horrible, la imagen que me venía a la mente con frecuencia era una hermosa y perfecta esfera de cristal transparente que explotaba violentamente en millones de pedacitos. Esa esfera era el yo que sentía que estaba perdiendo. Mis sentimientos de control e independencia fueron reemplazados por desesperación y desamparo. La consecuencia fue un trastorno por estrés postraumático que me persiguió durante años.

Pronto aprendí a hacer algo que haría durante mucho tiempo: actuar. Me convencí de los mitos de que debo sentir una alegría y una satisfacción instantáneas en mi papel de madre, y también una conexión emocional inmediata con mi bebé. Cuando colocaron a mi hija, Elana, en mis brazos, logré decir correctamente todas las palabras del guion. "Hola mi amor, qué contenta me pone que finalmente hayas llegado", dije con el deseo de sentir lo que decía. Por dentro, estaba como anestesiada.

Los sentimientos abrumadores, el miedo y el pesimismo aumentaron a medida que se acercaba mi primera consulta posparto con mi obstetra. Mientras conducía hacia el consultorio del doctor, mi nivel de ansiedad aumentó hasta niveles inimaginables. Paré el automóvil al costado del camino. Encorvada sobre el volante, experimenté mi primer ataque de pánico. Cuando volví a casa y llamé para disculparme por faltar a la cita, lo único que percibí fue un leve tono de molestia, en lugar de preocupación, por parte de la recepcionista.

Había perdido todo el peso del bebé en el hospital, pero en sólo cuatro meses después del parto, estaba excedida de peso 40 libras (18 kilos). Siempre había tenido una excelente relación con mi obstetra, y siempre me había sentido respetada como una paciente inteligente. Ahora, yendo a su consultorio hecha un manojo de nervios y depresión, me sentía avergonzada y vulnerable. Mientras esperaba en la sala de espera, rodeada de futuras mamás y de mamás con bebés recién nacidos en brazos, mi sentimiento de culpa se intensificó. Me convencí totalmente de que nunca debería haber tenido un bebé.

Aunque mi doctor tenía buenas intenciones, su enfoque casi técnico no servía para tranquilizarme. Se concentraba principalmente en la incisión, no en mi gran aumento de peso o en mi llanto incontrolable. Sintiendo mucha vergüenza, le confesé algunas cosas que sentía, incluso que "si la vida va a ser así, no quiero seguir viviendo". Me sentí horrorizada y herida cuando se recostó en su silla, se rió y dijo: "Es normal. Todas las mamás sienten esta melancolía". Me dio su número de teléfono particular para que llamara a su esposa, pero no me derivó a ningún especialista. Al final de la cita, que duró diez minutos, comencé a experimentar mis primeros pensamientos suicidas serios.

Hablé con la esposa de mi doctor, quien estaba convencida de que mi problema era que mi bebé me estaba manipulando. Me dijo que lo único que tenía que hacer era regular los horarios de la bebé. También —aunque bastante reacia— me inscribí en un grupo para nuevas mamás; como todos lo recomendaban, decidí intentarlo. Esa fue una de mis acciones más destructivas. Al entrar en una habitación llena de madres felices que mecían a sus bebés en brazos, me sentí más marginada que nunca.

Hablar sobre "problemas" en este grupo significaba reflexionar sobre la mejor manera de sacar las manchas de leche de la ropa, controlar los eructos y calmar a un bebé quisquilloso. Cuando comenté que no estaba pasándolo bien, un silencio incómodo se apoderó de la reunión. Luego me enteré de que mi nombre había sido eliminado de la lista de niñeras del grupo. Al irme de la primera y única reunión a la que asistí, me sentí más fuera de lugar y más asustada que nunca. Ahora sabía con certeza que era la peor madre del mundo.

Amamantar era otra complicación. Aunque mi hija se prendía fácilmente a los pezones, los pechos me dolían mucho por la inflamación y el sangrado. Durante el embarazo, había sido una de las "buenas" estudiantes y había preparado bien los pezones, tal como las enfermeras habían recomendado: frotándolos con un paño para endurecerlos. Decidí pedirle ayuda a una líder de una renombrada organización de promoción de la lactancia.

Me dio varias sugerencias muy útiles acerca de cómo aliviar los dolores que sentía al amamantar. Sin embargo, su apoyo emocional se acabó súbitamente cuando le dije que en seis meses iba a empezar a trabajar otra vez e iba a tener que dejar de amamantar. Tras este comentario, se fue de mi casa repentinamente. En ese momento, decidí dejar de amamantar, y me sentí un verdadero fracaso.

La vida en casa era insoportable y me aterrorizaba. Tenía todos los síntomas de un trastorno obsesivo compulsivo posparto. Tenía constantemente pensamientos horrendos acerca de hacerle daño a mi bebé. Me imaginaba que cualquier objeto de la casa podría dañar a mi indefensa hijita. Algunos de los temores comunes incluían tirar a mi bebé accidentalmente por la baranda del segundo piso, tirarla en la chimenea encendida, o ponerla en el horno microondas. Me daba miedo estar sola con mi bebé. Nadie, ni siquiera mi esposo, sabía acerca de estos pensamientos horribles: apenas era capaz de admitirlos a mí misma.

Las veces que lograba dormir, me despertaba a la mañana con un ataque de pánico, y me preguntaba si iba a poder sobrevivir un día más. Algo tan simple como mirar televisión podía convertir un día que ya era insoportable en una depresión aún más profunda. Los anuncios que mostraban a alegres mamás con vestidos blancos, con bebés desnudos en brazos, disfrutando de cambiar pañales y sonriendo con cara angelical al mirar a su pequeño tesoro, sólo lograban aumentar mi depresión. Este tipo de anuncios eran sutiles recordatorios de las diferencias que existían entre todas las demás mamás y yo.

Cuando mi esposo se iba a trabajar, yo le rogaba, "¡No te vayas; no puedo hacer todo esto sola!" Al volver de trabajar, Henry me encontraba en el mismo estado emocional en el que me había dejado por la mañana. Todavía recuerdo a mi esposo espiando por la ventana de adelante todas las noches con preocupación, tratando de ver cuántas personas estaban llorando. Si era una sola, era yo.

Henry ya no sabía qué hacer conmigo. Su madre, que había trabajado como enfermera posparto durante veinte años, y que había parido cinco bebés sin sentir ningún tipo de "melancolía", no hacía más que darle a Henry información inútil, como "Shoshana es madre ahora. Tiene que dejar de quejarse y hacer su trabajo". Mi único momento de alivio era por la noche, cuando le entregaba la bebé a Henry, me sentaba en el auto estacionado junto a la casa y lloraba durante media hora. En mi vida no había lugar para risas, humor, amigos o planes. Lo único que había era desolación.

Mi madre vino a quedarse con nosotros las primeras tres semanas. Me brindó mucho apoyo pero, a pesar de su experiencia como psicóloga, no reconoció los signos de esta grave enfermedad. Durante el año siguiente seguí empeorando. No permitía ningún tipo de conexión emocional o física con mi esposo. Seguía sin dormir lo suficiente a causa del insomnio y la ansiedad, comía sin disfrutar de la comida, y me limitaba a cumplir con la rutina con mi hija. Sentía que me habían enterrado viva y que ni siquiera podía escarbar para salir a la superficie. Fui a ver a una psicóloga que jamás solicitó información acerca de antecedentes de depresión o ansiedad en mi familia. Lo único que hizo fue escarbar en mi pasado y, si no encontraba algún problema real, lo inventaba. Primero culpó a mi abuela; luego a mi hermana. Después intentó convencerme de que mi enfermedad se debía a que había tenido una cesárea. Terminé sintiéndome "más loca" que antes de ir a la psicóloga. Juré que jamás volvería a confiar mis problemas a otro profesional. Cuando Elana tenía dos años y medio, la ansiedad y la depresión comenzaron a mejorar significativamente. Empecé a pensar que quizá sí podía ser una buena madre. Mi cabello comenzó a rizarse nuevamente por primera vez desde el parto. Comencé a disfrutar de la comida y comencé a ver en color nuevamente, y ya no en gamas de gris.

Mi segundo embarazo, al igual que el primero, no tuvo ningún tipo de complicación. Para ese entonces, disfrutaba de mi hija y me encantaba la idea de tener un segundo bebé. Después de dos días de trabajo de parto temprano, decidí que quería una cesárea. La flamante sensación de alegría y alivio de la depresión se desvaneció inmediatamente después del nacimiento de nuestro hijo, Aaron. Aunque físicamente era capaz de encargarme del bebé, los sentimientos de "soy una incompetente" reaparecieron. Me enojaba muy fácilmente con Elana, que tenía sólo tres años y medio. Con mi experiencia como maestra y mis conocimientos sobre desarrollo infantil, no tenía palabras para describir la vergüenza que sentía por tratar así a mi hija. El poco tiempo que Elana había podido disfrutar realmente de su mamá se desvaneció de repente.

En 1987, cuando Aaron tenía casi un año, Henry me llamó muy entusiasmado para que fuera a mirar un documental sobre depresión posparto que estaban pasando en la televisión. No salía de mi asombro a medida que el programa describía el trastorno, los síntomas, las causas y las posibles curas. Cuando finalizó el programa, lloré durante una hora. Miré a mi esposo y le dije: "¡Esa soy yo!" Fue tan grande la sensación de alivio que sentí al escuchar finalmente una descripción de la turbulenta agonía que había atravesado, que parecía que me habían sacado una enorme carga de encima. Y lo que era igual de importante: finalmente supe que la depresión posparto era diagnosticable, tratable y curable. Si esta enfermedad era tan común como decían, ¿dónde estaban las demás mujeres que la padecían? ¿Y por qué permiten que nosotros y nuestras familias suframos sin recibir ayuda de profesionales?

Empecé a leer todos los materiales que pude conseguir, de todas partes del mundo, y me di cuenta de que muchos países están años luz más avanzados que los Estados Unidos en cuanto al reconocimiento y el tratamiento de los problemas de salud mental posparto. Durante mi investigación, conocí a Jane Honikman, la fundadora de Postpartum Support International, en Santa Barbara, California.

Jane me ofreció información muy valiosa para que yo pudiera comenzar un grupo de autoayuda en la zona de la Bahía de San Francisco.

Aunque seguía deprimida, estaba muy entusiasmada por todo lo que había aprendido y quería compartirlo con otras mujeres que padecían o habían padecido la enfermedad. A diferencia del grupo para nuevas mamás a cuya reunión había asistido, mi grupo sería un lugar en el que las mujeres se sentirían seguras para hablar abiertamente sobre la depresión y la ansiedad, sin temor a ser juzgadas. Todavía no había internet en los años 80. Coloqué dos carteles: uno en el supermercado local y otro en el consultorio del pediatra de mis hijos. ¡La respuesta fue atronadora! Recibí llamadas de todo el norte de California, y algunas de lugares mucho más lejanos, como Hawaii. Todas las semanas, la sala de mi casa se llenaba con seis a quince mujeres, desesperadas en busca de apoyo y orientación.

Llegué a la convicción de que las enfermedades posparto requieren el mismo nivel de apoyo, atención psicológica y herramientas médicas que otras enfermedades mentales. Así fue que tomé la decisión de comenzar una nueva profesión dedicada a estudiar y tratar los trastornos del ánimo y de ansiedad posparto. Desde entonces me convertí en psicóloga clínica, fundé una organización local, me convertí en presidenta de Postpartum Health Alliance (organización estatal de California) y en presidenta de Postpartum Support International. Me pidieron que escribiera tres libros después de *Más allá de la melancolía*, creé la primera aplicación para depresión posparto y soy la directora ejecutiva de la película "Dark Side of The Full Moon (El lado oscuro de la luna llena)". Jane Honikman y yo fundamos y actualmente dirigimos el Postpartum Action Institute.

Durante más de treinta años, los grupos de apoyo que comenzaron en la sala de mi casa, continuaron y se expandieron. Como oradora, autora y psicóloga es un placer seguir desarrollando mi vocación.

La historia de Pec

Desde que tengo memoria, he tenido interés en temas políticos, emocionales y sociológicos relacionados con las mujeres. En la década de 1970, estudié para ser asistente en consultorios de médicos de familia y trabajé en clínicas comunitarias durante varios años. Mis intereses fueron cambiando y mi trabajo me terminó llevando a lugares como clínicas para mujeres, un centro de salud para empleados ubicado en una empresa, un centro de evaluación física y programas de control de peso.

Me inscribí en una maestría en psicología de la salud y luego decidí realizar un doctorado en psicoterapia. Durante este período, también obtuve mi licencia en terapia de parejas y familiar (MFT, por sus siglas en inglés). Muchos de mis pacientes venían por recomendación de médicos; y gran parte de mi trabajo con pacientes —en particular mujeres— se centraba en temas relacionados con la salud y el bienestar emocional.

Un día, mientras esperaba en la sala de espera de un doctor para una reunión, encontré un folleto de Postpartum Support International que describía la depresión posparto. Tomé nota de la dirección porque quería saber más sobre el tema. Cuando recibí más información acerca de la depresión posparto, tuve sentimientos muy confusos. Sentí tristeza, enojo, frustración y mucha bronca. En todos mis años de capacitación, no había aprendido nada acerca de los trastornos del ánimo perinatales. Me puse a pensar en todas las mujeres que probablemente había diagnosticado mal. ¿Por qué a los profesionales de la salud no se les enseña acerca de estos trastornos? La bronca me llevó a la acción.

Mi segunda hija nació cuando yo tenía 40 años, después de análisis de fertilidad, una laparoscopia, un aborto espontáneo y gracias al clomifleno (Clomid), una medicación que promueve la fertilidad. Mis embarazos se desarrollaron sin problemas, pero los nacimientos de mis dos hijas —que pesaron 4 kilos (8.5 libras) cada una— fueron por cesárea. Ambos nacimientos fueron experiencias positivas. Mi hija mayor ayudaba a mecer a su hermanita en la mecedora en la sala de recuperación, mientras mi esposo, mis padres y mi hermano celebraban. Sí sentí melancolía después del parto, pero las dos veces los sentimientos pasaron una vez cicatrizada la herida de la cesárea. En general, mis embarazos, partos y experiencias posparto fueron positivos. Esto no hizo más que aumentar mi bronca al informarme acerca de los trastornos del ánimo y de ansiedad perinatales. ¡Todas las mujeres deben tener el derecho de disfrutar de un embarazo y una experiencia posparto que sean saludables tanto emocional como físicamente! Y todos los proveedores de salud deben evaluar y tratar los trastornos de salud mental del mismo modo que lo hacen con la diabetes gestacional o cualquier otro problema de salud perinatal.

Mi experiencia como activista política me sirvió mucho. Me afilié a organizaciones, leí libros y asistí a conferencias y talleres de capacitación. Jane Honikman de Postpartum Support International me comentó acerca de una mujer del East Bay de San Francisco, Shoshana Bennett, que se dedicaba a los trastornos posparto. La llamé y le pedí reunirme con ella para asegurarme de que estaba bien encaminada. Desde entonces, he sido coordinadora de Postpartum Support International. También he dirigido el comité de educación y formación de PSI. He creado planes de estudios, dictado conferencias y dado cursos de capacitación en todos los

Estados Unidos; y he tenido el honor de dar charlas magistrales en Beijing y Shanghái, en China, en Jakarta, Indonesia y en la Ciudad de México. He trabajado como consultora para programas perinatales del gobierno local y federal. Como miembro del comité educativo de PSI, fue para mí un placer haber participado en la creación de nuestro primer DVD educativo *Madre Saludable, Familia Feliz* (ver la sección Recursos). Más recientemente, obtuve la certificación nacional como Proveedor de salud mental perinatal.

Este trabajo se convirtió en mi pasión. Nunca había sentido una satisfacción tan grande a nivel personal y profesional. Espero que nuestros lectores se unan a esta misión.

Dos
Enfermedades psiquiátricas perinatales

Algunas de las palabras o términos que utilizamos son terminología médica. Hemos incluido un apéndice al final del libro para aclarar y explicar los significados de estas palabras.

Los trastornos del ánimo y de ansiedad perinatales ocurren durante el embarazo y el primer año después de que una mujer da a luz. Los términos *prenatal* o *antenatal* (durante el embarazo) y *posparto* o *posnatal* (después del nacimiento) también se utilizan para describir más concretamente cuándo se presentan estos trastornos. Estos trastornos del ánimo y de ansiedad se activan principalmente por cambios hormonales, que a su vez afectan a sustancias químicas del cerebro llamadas neurotransmisores. La genética, así como las situaciones de la vida que provocan estrés, como una mudanza, una enfermedad, la falta de apoyo de la pareja, problemas financieros y aislamiento social son también factores importantes y pueden tener un efecto negativo sobre el estado de salud mental de una persona. Los padres que han tenido pérdidas perinatales y problemas de fertilidad tienen un mayor riesgo de experimentar un trastorno de salud mental, al igual que los padres que han adoptado. Los padres LGBTQ (lesbianas, gays, bisexuales, transexuales, personas que se cuestionan la orientación sexual o de género) también tienen un mayor riesgo de desarrollar un trastorno del ánimo o de ansiedad perinatal debido a la discriminación y por contar con menos apoyo social. Comprender sus factores de riesgo y ocuparse de ellos puede reducir una crisis. Un sólido apoyo emocional, social y físico ayudará con la recuperación.

Los trastornos del ánimo y de ansiedad perinatales ocurren en cualquier lugar en el que nacen bebés. Un estudio extenso (Norhayati, 2014) que examinó la incidencia internacional de la depresión posparto arrojó que entre el 1.9% y el 82% de las mujeres en los países en desarrollo y entre el 5.2% y el 74% de las mujeres en países desarrollados padecen de trastornos del ánimo y de ansiedad perinatales.

Los trastornos del ánimo y de ansiedad perinatales tienen un comportamiento muy distinto al de otros trastornos del ánimo y de ansiedad que se padecen en otros momento, dado que los niveles hormonales se encuentran en fluctuación. Una mujer que padece un trastorno del ánimo o de ansiedad perinatal suele sentir que se está perdiendo el control, ya que nunca puede predecir cómo se va a sentir en un momento determinado. Por ejemplo, a las 8 de la mañana puede estar muy ansiosa, a las 10 sentirse casi normal y a las 10.30 estar deprimida.

Nuestras pacientes con antecedentes de depresión nos dicen que la depresión perinatal se siente muy diferente (y generalmente mucho peor) que las depresiones que han padecido en otros momentos de sus vidas. Una de las pacientes posparto de Shoshana es una mujer que sobrevivió el cáncer de mama. En un grupo de apoyo, explicó elocuentemente lo que sentía:

Cuando tuve cáncer, pensé que se trataba de la peor experiencia que tendría en la vida. Estaba equivocada: esto era peor. Con el cáncer, me permitía pedir y recibir ayuda y la depresión era predecible. Estaba rodeada de familiares y amigos, que me traían comidas, limpiaban mi casa, y me brindaban muchísimo apoyo emocional. Sin embargo, durante la depresión posparto, me siento culpable por pedir ayuda y me avergüenzo de mi depresión. Todos esperan que me sienta feliz y no aceptan que esta enfermedad es tan real como el cáncer.

Las mujeres que experimentan estos síntomas tienen que hacerse escuchar e insistir en recibir la atención adecuada. En el pasado, a estas enfermedades se les restaba importancia e incluso se las descartaba. Las investigaciones han demostrado lo importante que es tratar los trastornos del ánimo y de ansiedad perinatales para la salud y el bienestar de la madre, el bebé y toda la familia.

En 2017, el Colegio Americano de Obstetras y Ginecólogos (ACOG, por sus siglas en inglés) notó la gravedad de estas enfermedades. "Los trastornos del ánimo y de ansiedad perinatales se encuentran entre las afecciones de salud mental más comunes que enfrentan las mujeres en edad reproductiva. Cuando no se tratan, los trastornos del ánimo y de ansiedad perinatales pueden tener efectos adversos profundos en las mujeres y sus hijos, que van desde un mayor riesgo de no cumplir con las recomendaciones médicas hasta la exacerbación de las condiciones médicas, la pérdida de recursos interpersonales y financieros, el tabaquismo y el consumo de sustancias, el suicidio e incluso el infanticidio". (Kendig, 2017)

Trastornos del ánimo y de ansiedad perinatales

Hay seis trastornos del ánimo y de ansiedad perinatales principales. Estos son:

- Depresión
- Trastorno bipolar I o II (a veces llamado trastorno del espectro bipolar)
- Psicosis
- Trastorno obsesivo-compulsivo
- Trastorno de pánico
- Trastorno por estrés postraumático

Este capítulo presenta cada uno de estos trastornos, algunos de los síntomas más comunes y los factores de riesgo. Es importante tener en cuenta que los síntomas y su gravedad pueden cambiar durante el curso de una enfermedad. Asimismo, cuando se incluyen "antecedentes personales o familiares" como factor de riesgo alto, es importante recordar que a menudo los familiares que padecen de estos trastornos no han recibido un diagnóstico formal ni tratamiento.

Los aspectos psiquiátricos del embarazo.

Contrariamente a la creencia popular, el embarazo no siempre es una experiencia alegre y radiante. Muchas mujeres embarazadas padecen de depresión, trastorno bipolar, ansiedad y pánico, trastorno por estrés postraumático, trastorno obsesivo compulsivo y hasta psicosis. Puede tratarse de una enfermedad anterior que regresa o la enfermedad puede presentarse por primera vez. Aproximadamente entre el 15% y el 23% de las mujeres embarazadas experimentan depresión (Wisner, 2013). Estas tasas son aún mayores entre adolescentes y mujeres pobres.

Un estudio de 10,000 nuevas madres en los Estados Unidos arrojó que para el final del primer año posparto, 1 de cada 5 mujeres había desarrollado depresión posparto. De estas mujeres, el 26.5% tenían antecedentes de depresión antes del embarazo, el 33.4% tuvo su primer episodio de depresión durante el embarazo y el 40.1% desarrolló depresión posparto como su primera depresión (Wisner, 2013).

Puede resultar confuso que muchos de los síntomas normales del embarazo son muy similares a los síntomas de la depresión. Es fácil ignorar o descartar estos síntomas y considerar que son parte normal del embarazo. Es importante evaluar y tratar los síntomas si están fuera del rango normal. La siguiente sección proporciona algunas pautas para determinar si los síntomas son causados por el embarazo o la depresión.

EMBARAZO	DEPRESIÓN
Fluctuaciones en el estado de ánimo, ganas de llorar	Estado de ánimo principalmente decaído, triste, desesperanzada
Ningún cambio en la autoestima	Baja autoestima, culpa
Puede dormirse; algunos problemas físicos (ganas de orinar, acidez) la pueden despertar; puede volver a dormirse	Puede tener dificultades para dormirse; puede despertarse temprano por la mañana; puede tener dificultad para volver a dormirse
Se cansa fácilmente; con el descanso, se siente renovada y recupera energía	La fatiga no se reduce con el descanso
Siente placer, alegría e ilusión	Falta de alegría o placer

| Aumenta el apetito | El apetito puede disminuir |

Depresión y ansiedad en el embarazo

Es necesario recibir tratamiento cuando los síntomas un trastorno del ánimo o de ansiedad limitan la capacidad de la paciente para desenvolverse en la vida cotidiana. El tratamiento puede incluir métodos tradicionales (terapia y medicación), no tradicionales (por ejemplo, yoga o acupuntura) o una combinación de ambos. Lo importante es usar lo que funciona mejor para que usted se sienta normal otra vez. Se ha detectado que existe una relación entre la depresión durante el embarazo y menor asistencia médica prenatal, bajo peso al nacer (menos de 2.5 kg l [5.5 libras]) y el parto prematuro (antes de cumplirse 37 semanas). La ansiedad grave durante el embarazo puede causar daños al feto en desarrollo. Esto se debe, en parte, a que el cortisol, una hormona que se secreta en situaciones de estrés, puede provocar la constricción de los vasos sanguíneos en la placenta. El abuso de sustancias también es común cuando los trastornos del ánimo y de ansiedad perinatales no se tratan durante el embarazo, lo cual no es saludable para todos los involucrados.

Algunas mujeres quedan embarazadas mientras están tomando medicamentos a causa de depresión, ansiedad u otros trastornos de salud mental. Muchos de estos medicamentos se consideran aceptables durante el embarazo y se recomiendan, si es necesario, para mantener saludable a la mujer (Janecka, 2018; Andrade, 2018). Se recetan medicamentos para el trastorno por déficit de atención e hiperactividad (TDAH) grave. Estos medicamentos incluyen metilfenidato (Ritalin, Concerta) y anfetaminas (Adderall). Estos medicamentos no aumentan el riesgo de defectos congénitos (Huybrechts, 2018). Consulte a un médico que esté familiarizado con las investigaciones actuales sobre la seguridad de los medicamentos durante el embarazo. No dé por supuesto que todos los proveedores de atención médica están informados o actualizados respecto del tratamiento de problemas del ánimo o de ansiedad durante el embarazo. (Consulte la sección "Cómo elegir un psicólogo o profesional de la salud" en el Capítulo 3).

La probabilidad de padecer nuevamente un trastorno depresivo mayor en el caso de mujeres que dejan de tomar la medicación antes del embarazo es de entre el 50% y el 75% (Cohen, 2006). Es decir, sólo el 25% al 50% de las mujeres que dejaron de tomar la medicación antes de intentar quedar embarazadas no volvieron a tener depresión. La tasa de recaída en el caso de mujeres con trastorno depresivo mayor que dejan de tomar la medicación al momento de la concepción o a comienzos del embarazo es del 75%, con hasta un 60% de recaídas en el primer trimestre. Esto significa que la mayoría de las mujeres que dejaron la medicación una vez que supieron que estaban embarazadas se volvieron a enfermar en el primer trimestre de embarazo. En un estudio, el 42% de las mujeres que dejaron de tomar medicación al momento de la concepción retomaron la medicación en algún momento durante el embarazo (Cohen, 2004). Los recursos incluidos al final de este libro ofrecen una guía útil sobre el uso de medicamentos.

Síntomas de depresión y ansiedad

- Estado de ánimo triste
- Irritabilidad
- Falta de alegría o placer; falta de interés en el futuro
- Culpa
- Preocupación excesiva o miedo
- Alejamiento del entorno social
- Alteraciones del apetito y del sueño

Factores de riesgo

- Antecedentes personales o familiares de problemas de salud mental (diagnosticados o no)
- Falta de apoyo
- Interrupción de medicación psiquiátrica
- Antecedentes de abuso o violencia en el hogar
- Pérdida de embarazos anteriores

La historia de Stacey

Siempre había querido ser mamá. Era la mayor de cuatro hermanos y siempre me había encargado de cuidarlos. Todos padecimos de abuso verbal. Yo recibí tratamiento por depresión en la escuela secundaria y entre los veinte y treinta años. Cuando quedé embarazada, dejé inmediatamente de tomar la medicación. Tuve un embarazo horrible y me deprimí mucho. No comía bien, no tenía ganas de comprar cosas para la bebé y no sentía la alegría y la emoción que pensé que iba a sentir. Sentía que no iba a poder ser una buena mamá y que había cometido un error terrible.

Finalmente, después de recibir un diagnóstico de depresión posparto, comencé a tomar otra vez la medicación. Empecé a sentirme mejor, a hacer compras para la bebé y, lo que es más importante, comencé a disfrutar de mi hija. Cuando quise quedar embarazada otra vez, consulté a un psiquiatra capacitado en cuestiones relacionadas con los medicamentos durante el embarazo. Juntos hablamos sobre los riesgos de seguir tomando la medicación y los comparamos con los riesgos para mí, mi bebé y mi hija si yo dejaba de tomar la medicación y volvía a deprimirme. Decidí seguir tomando la medicación durante el embarazo. Fue muy diferente la segunda vez. Establecí un lazo muy estrecho con el bebé que crecía dentro mío y pude disfrutar del bebé y de su hermana después del nacimiento. Ojalá hubiera podido disfrutar del primer embarazo.

Melancolía posparto (Baby Blues): no es una enfermedad

La melancolía posparto (llamada *Baby Blues* en inglés) consiste en fluctuaciones *leves* en el estado de ánimo que se producen en las primeras dos semanas después del parto. No se la considera un trastorno ya que la padecen la mayoría de las madres.

- La padecen aproximadamente el 80% de las madres
- Comienza siempre durante la primera semana postparto
- Suele desaparecer en la tercera semana posparto.

Síntomas

- Cambios en el estado de ánimo
- Llanto
- Tristeza

- Preocupación
- Falta de concentración
- Olvido/falta de memoria
- Sentimientos de dependencia

Causas

- Cambios hormonales rápidos
- Estrés físico y emocional causado por el parto
- Molestias físicas
- Descarga emocional después del embarazo y el parto
- Conciencia del aumento de responsabilidad y, por lo tanto, miedo
- Fatiga y falta de sueño
- Desilusiones relacionadas con el nacimiento, el apoyo prestado por la pareja, el amamantamiento y el bebé

La historia de Deborah

Durante una semana y media después del nacimiento de mi bebé lloraba sin ningún motivo. A veces me sentía agobiada, especialmente cuando me levantaba a la noche para atender a mi hijo. Incluso llegué a pensar que tener un bebé había sido un gran error. Sentía resentimiento hacia mi marido porque su vida parecía seguir igual que siempre mientras que la mía había cambiado totalmente. Cuando comencé a ir a un club de madres a las dos semanas, fue un alivio enorme darme cuenta de que todas las demás mamás sentían lo mismo.

El tratamiento de Deborah

Como lo que Deborah estaba experimentando se relacionaba con la adaptación posparto normal, no hizo falta ningún tratamiento formal. Lo único que necesitaba para disfrutar de su nueva vida era relacionarse con otras mamás, dormir más, tomarse el tiempo necesario para su cuidado personal y preparar un plan para compartir con su esposo la atención del bebé y las responsabilidades del hogar.

Depresión y ansiedad posparto

En esta sección se describen la depresión y la ansiedad que se producen en el primer año después de que una mujer da a luz. El comienzo de la enfermedad suele ser gradual pero también puede ser rápido y puede presentarse en cualquier momento durante el primer año. Para los padres que adoptan, ese primer año comienza cuando el bebé llega a la casa. El proceso de adopción en sí es a menudo estresante y produce ansiedad incluso antes de que el bebé se una a la familia.

Los síntomas pueden incluir
- Preocupación excesiva o miedo
- Irritabilidad o facilidad para enojarse
- Sentimiento de agobio y de no poder salir adelante
- Dificultad para tomar decisiones
- Tristeza
- Desesperanza
- Sentimientos de culpa
- Problemas del sueño (dificultad para dormirse o seguir durmiendo, o dormir demasiado)
- Fatiga o agotamiento
- Síntomas o molestias de carácter físico sin causa física aparente
- Incomodidad en presencia del bebé o falta de sentimientos hacia el bebé
- Pérdida del enfoque y de la concentración (por ejemplo, puede faltar a citas)
- Pérdida de interés o placer, menor deseo sexual
- Cambios en el apetito, pérdida o aumento de peso significativo

Factores de riesgo
- 50% a 80% de riesgo si padeció depresión/ansiedad posparto en el pasado
- Depresión o ansiedad durante el embarazo
- Antecedentes personales o familiares de depresión/ansiedad

- Interrupción abrupta del amamantamiento
- Pérdida perinatal (aborto espontáneo, aborto, parto de feto muerto, muerte súbita u otra pérdida del bebé)
- Falta de interacción social o de apoyo
- Antecedentes de síndrome premenstrual o trastorno disfórico premenstrual.
- Cambios de humor mientras toma pastillas anticonceptivas o medicación para la infertilidad
- Problemas de tiroides
- Interrupción de medicación psiquiátrica

La historia de Lori

Estaba tan contenta porque iba a tener una bebé. No tuve problemas durante el embarazo. Me habían advertido acerca de la melancolía que sienten muchas mujeres pero, en mi caso, no podía dejar de llorar y no podía deshacerme de la tristeza que cada vez parecía más profunda y más oscura. No tenía ganas de comer, pero me obligaba a hacerlo porque estaba amamantando. Perdí 13 kilos y medio (30 libras) el primer mes. Por la noche tenía problemas para dormir. Mientras mi esposo y mi bebé dormían, yo seguía despierta preocupándome por todo. Estaba agotada. Sentía que el cerebro no me respondía. No podía tomar decisiones, no podía concentrarme y no quería quedarme sola con la bebé.

Quería escaparme. Me alejé de mis amigos y me sentía culpable porque no devolvía los llamados, ni respondía a correo electrónico o mensajes de texto. No entendía por qué me sentía tan mal: tenía el marido más fabuloso y comprensivo que pudiera haber, un hogar que amaba y la hermosa bebita que siempre había querido. A veces sentía una conexión con mi bebé, pero otras veces sentía que actuaba mecánicamente, como si fuera el bebé de otra persona. Me sentía la peor de las madres y la peor de las esposas sobre la faz de la tierra.

El tratamiento de Lori

Lori comenzó con terapia psicológica y también comenzó a ver a un psiquiatra para recibir medicación. También recibió estimulación magnética repetitiva transcraneal (TMS, por sus siglas en inglés) para la depresión. Después de cuatro semanas de sesiones diarias de TMS, la depresión mejoró. Comenzó a tomar descansos regulares para cuidarse, comió un poquito cada pocas horas hasta que le volvió el apetito y también comenzó a tomar un suplemento de Omega 3 de grado farmacéutico. Comenzó a reunirse con un grupo de apoyo para mujeres con depresión posparto y conoció a otras mamás que vivían situaciones similares. Después de varios meses, volvió a sentirse normal.

Trastorno obsesivo-compulsivo

Lo padecen hasta el 11% de las nuevas madres (Miller, 2013). Más del 38% de las mujeres que lo padecen también tienen depresión.

Los síntomas pueden incluir

- Pensamientos o imágenes mentales molestos, repetitivos y persistentes
- Pensamientos o imágenes, a menudo sobre el bebé herido o muerto
- Tremenda sensación de horror y asco a causa de estos pensamientos/imágenes
- Pensamientos, posiblemente acompañados por comportamientos para reducir la ansiedad (por ejemplo, esconder cuchillos o evitar lugares altos)
- Contar (pañales), controlar (la respiración del bebé), limpiar u otras conductas repetitivas
- Miedo a los gérmenes
- Miedos sobre su propia salud o la de su bebé.

Factor de riesgo

Antecedentes personales o familiares de trastorno obsesivo-compulsivo (diagnosticado o no)

La historia de Tania

Cada vez que me acercaba al balcón me aferraba fuerte a mi bebé hasta estar en una habitación con la puerta cerrada. Sólo en ese momento sabía que mi bebé estaba seguro y que no lo iba a dejar caer. Me imaginaba escenas sangrientas que me horrorizaban. Pasar junto a los cuchillos para carne en la cocina desencadenaba imágenes en las que apuñalaba a mi bebé. Por eso, le pedí a mi esposo que escondiera los cuchillos. Nunca bañaba a mi bebé yo sola porque tenía miedo de ahogarlo.

Aunque no creía que realmente fuera a lastimar a mi bebé, me daba miedo estar sola con él. Tenía miedo de perder el control y hacer realmente alguna de las cosas horribles que imaginaba. Si mi bebé se enfermaba, sentía que era culpa mía; entonces me ponía a limpiar y limpiar para que no hubiera gérmenes. Aunque siempre había sido más cuidadosa que otras personas, comencé a revisar las trabas de las ventanas y las cerraduras de las puertas varias veces al día.

El tratamiento de Tanya

Después de reunirse con Tanya dos veces en forma individual, el terapeuta sugirió que su esposo asistiera a la siguiente sesión. Tanya necesitaba estar segura de que su marido sabía que ella no estaba "loca" y que en realidad nunca lastimaría al bebé. No era importante entrar en detalles acerca de pensamientos gráficos específicos, así que se refirió a ellos en forma general al hablar de "pensamientos feos". Al comprender la situación, a su esposo dejó de irritarle que ella estuviera "nerviosa todo el tiempo".

Tanya comenzó a tomar un antidepresivo y en poco tiempo los pensamientos feos comenzaron a ocurrir con menos frecuencia. Comenzó a tomar un suplemento de Omega 3 de grado farmacéutico y a comer o beber alimentos nutritivos cada pocas horas hasta que le volvió el apetito. Su psicólogo le sugirió que esperara algunas semanas antes de comenzar a reunirse con un grupo de apoyo, hasta que se sintiera menos vulnerable al escuchar las ansiedades de otras personas. Mientras tanto, le facilitaron los nombres y números telefónicos de otras mujeres que habían pasado por la misma situación y se habían recuperado del trastorno obsesivo compulsivo posparto.

Trastorno de pánico

Los trastornos de ansiedad ocurren en aproximadamente el 15.8% de las mujeres embarazadas y en el 17% de las mujeres durante el periodo posparto (Fairbrother, 2016).

Los síntomas pueden incluir

- Episodios de ansiedad extrema
- Falta de aire, dolor en el pecho, sensación de asfixia, mareos
- Sensación repentina de calor o escalofríos, temblores, taquicardia, sensación de entumecimiento o cosquilleo
- Impaciencia, agitación o irritabilidad
- Durante el ataque, la mujer puede sentir que se está volviendo loca, que se está muriendo o que está perdiendo el control
- El ataque de pánico puede despertarla
- A menudo no hay un factor identificable que provoque el pánico
- Preocupación o temores excesivos (incluso miedo a sufrir más ataques de pánico)

Factores de riesgo

- Antecedentes personales o familiares de ansiedad o trastorno de pánico (diagnosticado o no)
- Problemas de tiroides

La historia de Chris

Aproximadamente tres semanas después del parto dejé de salir de mi casa a menos que fuera para llevar a mi bebé al pediatra. Tenía miedo de sufrir un ataque de pánico en la tienda y no poder cuidar a mi bebé. Nunca sabía cuándo podría tener un ataque y perder el control. Las ventanas tenían que estar abiertas todo el tiempo. Si no, cuando me daba un ataque, pensaba que me iba a asfixiar.

La primera vez que tuve un ataque de pánico pensé que se trataba de un ataque cardíaco. Una amiga me llevó a la sala de emergencias y el médico de turno me dijo que no era más que estrés. Me recetó un medicamento, pero me dio miedo tomarlo. Volví a casa sintiéndome como una estúpida por haber hecho tanto escándalo por nada.

Todos me decían que amamantar me iba a relajar, pero tuvo el efecto opuesto. Nunca sabía cuánta leche estaba tomando mi bebé y eso me preocupaba muchísimo. A veces, cuando empezaba a bajar la leche, me daba un ataque de pánico. El primer psicólogo que consulté me dijo que seguramente yo había tenido problemas para formar un vínculo con mi propia madre, pero yo sabía que eso no era cierto y nunca volví a consultarlo. Muchas noches me despertaba sudando y sentía que mi corazón latía muy rápido. No dejaba de pensar con ansiedad quién cuidaría de mi bebé cuando yo muriera. Pensé que me estaba volviendo loca. Tenía muchísimo miedo.

El tratamiento de Chris

Chris tuvo su primera cita con el psicólogo por teléfono porque sentía que no podía salir de su casa. Chris tenía miedo de conducir, especialmente en túneles y puentes. Su esposo la llevó a la próxima sesión por un recorrido que evitaba tales obstáculos. Chris tenía que sentarse cerca de la puerta durante la sesión por si sentía la necesidad de salir corriendo a tomar aire. Comenzó la tomar clases para manejar el estrés y su proveedor médico ordenó análisis de laboratorio para descartar que el pánico tuviera causas médicas. El psicólogo le recomendó especialmente que durmiera por lo menos la mitad de la noche, todas las noches. El marido de Chris comenzó a hacerse cargo del bebé la primera mitad de la noche en forma habitual. Chris notó inmediatamente que dormir reducía su nivel de estrés. Tomó una clase de masaje infantil, que también ayudó.

Psicosis

La psicosis es una enfermedad grave en la cual una persona pierde contacto con la realidad. La padecen una o dos de cada mil mujeres durante el período perinatal (Sit, 2007).

Suele comenzar durante las primeras dos semanas después de que la mujer da a luz. En el caso del trastorno psicótico posparto hay una tasa de suicidio del 5% y de infanticidio del 4% (Brockington, 2017).

Los síntomas pueden incluir

- Ver, oír o sentir cosas que otros no perciben (por ejemplo, escuchar la voz de Dios o del diablo, o recibir "mensajes secretos" de la televisión)
- Pensamiento delirante (por ejemplo, acerca de la muerte del bebé, negación del nacimiento, o necesidad de matar al bebé)
- Manía
- Decir cosas que no tienen sentido para los demás
- Confusión
- Ira
- Paranoia
- Síntomas que van y vienen (por ejemplo, la mujer puede parecer normal y de repente comienza a escuchar voces)

Factores de riesgo

- Antecedentes personales o familiares de psicosis o trastorno bipolar: el riesgo es 40% a 50% mayor
- Esquizofrenia (diagnosticada o no)
- Episodio psicótico o bipolar posparto anterior
- Cambios hormonales, complicaciones obstétricas, falta de sueño y mayor estrés ambiental

La historia de Mike

Mi esposa, Gloria, tuvo un embarazo excelente y un parto muy largo. Estábamos muy emocionados con la llegada de nuestro primer hijo. Pero a los pocos días del nacimiento, mi esposa comenzó a encerrarse en su propio mundo. Estaba cada vez menos comunicativa y cada vez más confundida y desconfiada. Casi tuve que llevarla en brazos al consultorio de la psicóloga; para ese entonces casi no podía hablar o responder preguntas, ni podía escribir su nombre en los formularios que nos dio la psicóloga. Me dijeron que la llevara al hospital inmediatamente.

Cuando llegamos allí, le dio miedo y luego se puso violenta. Terminaron sujetándola por la fuerza. Afortunadamente, respondió bastante rápido a la medicación antipsicótica y después de más o menos una semana pudo volver a casa. Siguió mejorando.

Con el tiempo y bajo la dirección del médico, Gloria pudo dejar gradualmente la medicación.

Siempre habíamos querido tener dos hijos, por eso consultamos con nuestra psicóloga y nuestro psiquiatra. Después de planearlo con sumo cuidado, tuvimos nuestro segundo hijo y resultó una experiencia muy diferente.

El tratamiento de Gloria

Cuando salió del hospital, Gloria continuó con sesiones de terapia y también con consultas con un psiquiatra, que se encargo de controlar cuidadosamente su medicación. El fin de la terapia fue entender y procesar lo que le había pasado. Un tiempo después, se unió a un grupo de apoyo postparto en línea específicamente para sobrevivientes de psicosis posparto, lo cual resultó muy útil. La líder del grupo también le dio los nombres y números telefónicos de mujeres cerca de donde vive que habían pasado por lo mismo y que querían ofrecer apoyo en persona.

Trastorno por estrés postraumático

Este trastorno puede producirse después de un acontecimiento que ponga en riesgo la vida o provoque lesiones, como por ejemplo ataque o abuso sexual, o un parto traumático. Lo padecen hasta el 6% de las mujeres; las tasas son más altas (hasta el 30%) en el caso de padres que tienen un hijo en la unidad de cuidados intensivos. Según Beck (2011), el 34% de las madres percibieron sus experiencias de trabajo de parto y parto como traumáticas y hasta el 9% tuvo síntomas suficientes para recibir un diagnóstico de trastorno por estrés postraumático.

Los síntomas pueden incluir

- Pesadillas recurrentes
- Ansiedad extrema
- Revivir acontecimientos traumáticos pasados (por ejemplo, recuerdos de acontecimientos sexuales, físicos, emocionales, el parto, etc.)

Factores de riesgo

- Acontecimientos traumáticos pasados
- Parto traumático
- Complicación física grave o lesión relacionada con el embarazo o el parto
- Bebé en la unidad de cuidados intensivos neonatales

La historia de Jennifer

Todos los recuerdos volvieron en el momento del parto. Sentí terror y vulnerabilidad. Pensé que ya había superado el abuso del que fui víctima en mi niñez. Parecía como si todos los años de terapia hubieran sido una pérdida de tiempo y dinero. Me daba mucha vergüenza perder el control durante el parto. Me enfadaba descubrir que aún me afectaba lo que me había sucedido siendo niña.

Mi psicólogo me dijo que las pesadillas y los recuerdos iban a irse de a poco pero yo no sabía si creerle. Parecía todo tan real, como si estuvieran abusando de mí una y otra vez. Hasta me daba miedo dejar a mi pobre marido a solas con mi bebé. Tenía la horrible sensación de que ni siquiera podía confiar en él. Me sentía tan mal. Pensaba que quizá nunca podría ser una madre normal.

El tratamiento de Jennifer

Jennifer contrató una doula posparto que se encargó de cuidar de ella y del bebé durante dos meses. Tener una compañera que iba con ella a casi todas partes era para Jennifer una fuente de tranquilidad. Comenzó a asistir a sesiones de terapia semanales y luego a participar de un grupo de apoyo. Jennifer y su psicóloga decidieron que en ese momento no era necesario recetar medicación.

Trastorno bipolar I o II (a veces llamado trastorno del espectro bipolar)

Los trastornos bipolares, también conocidos como depresión maníaca, se caracterizan por cambios del estado de ánimo que van de un nivel muy eufórico (manía) o elevado (hipomanía) a la depresión. Las mujeres suelen recurrir a tratamiento cuando se sienten deprimidas y se les suele diagnosticar erróneamente depresión en lugar de trastorno bipolar.

Síntomas

- Manía (trastorno bipolar I) o hipomanía (nivel bajo de manía en el trastorno bipolar II; ver descripción en el apéndice)
- Depresión (casi siempre presente)
- Fluctuaciones repentinas y severas en el estado de ánimo

Factor de riesgo

Antecedentes personales o familiares de trastorno bipolar (diagnosticado o no)

La historia de Tammy

Después de que nació mi hijo, me sentí más feliz que nunca. Todo parecía maravilloso. Todo el mundo me decía que tenía que dormir cuando mi bebé dormía, pero estaba demasiado sobreexcitada para dormir. Estaba muy orgullosa de que mantenía mi casa impecable, cuidaba de mi bebé y lucía siempre bien. Mi marido estaba contento de que la cena siempre estaba lista cuando llegaba a casa. Manejaba todo como una súper mamá y sentía que tocaba el cielo con las manos. Después de un par de semanas, comencé a perder el control. Entré en crisis. Lloraba con mucha facilidad y de repente sentía que odiaba a mi marido y quería el divorcio. Empecé a hacer cosas extrañas como grabar al bebé durante todo el día para poder estudiar su llanto. También grababa mis pensamientos porque creía que eran profundos y debían ser documentados. Mi cabeza no paraba un segundo. Era agotador.

El tratamiento de Tammy

Desafortunadamente, Tammy recibió un diagnóstico inicial de depresión posparto y le recetaron un antidepresivo. Se volvió más maníaca. Finalmente consultó a un psiquiatra que le diagnosticó trastorno bipolar posparto. Se le recetó un medicamento antipsicótico durante algunas semanas para sedarla lo suficiente para que pudiera dormir por la noche cuando su esposo cuidaba al bebé. También se le recetó un estabilizador del ánimo. Para ayudar a restablecer su "reloj interno", comenzó a usar lentes especiales cada noche antes de irse a la cama, y pronto pudo disminuir la medicación. Durante las sesiones de terapia, Tammy comenzó a entender lo que le había sucedido y comenzó a establecer expectativas realistas para sí misma como madre y esposa. Comenzó a tomar un suplemento de Omega 3 de grado farmacéutico y se aseguró de comer regularmente incluso cuando no tenía hambre. Con el tiempo, su estado de ánimo se estabilizó. Cuando Tammy y su esposo estén listos para tener otro bebé, tienen planeado crear un plan de tratamiento con su psiquiatra para el embarazo y el postparto.

Consecuencias de depresión *no tratada* en los padres

La Academia Americana de Pediatría afirma que la enfermedad no tratada "conlleva mayores costos de atención médica, tratamiento médico inadecuado para el bebé, suspensión de la lactancia materna, disfunción familiar y un mayor riesgo de abuso y negligencia. La depresión posparto, específicamente, afecta adversamente este período inicial crítico del desarrollo del cerebro del bebé. La depresión perinatal es un ejemplo de una experiencia adversa en la infancia que puede tener complicaciones adversas en la salud a largo plazo para la madre, su pareja, el bebé y la díada madre-hijo".(Earls, 2019)

El suicidio materno, que ocurre en todo el mundo, representa aproximadamente el 20% de las muertes postparto en los EE.UU. (Kendig, 2017). Hay una enorme cantidad de datos que demuestran el efecto negativo que la depresión no tratada en madres y padres tiene sobre sobre los fetos, bebés y los niños en el hogar. El efecto puede continuar durante la infancia y hasta la adolescencia.

El 50% de los hijos de madres deprimidas sufrirán de depresión antes del final de la adolescencia. Al menos el 10% de los padres padecen de depresión moderada o grave (Paulson, 2010). La probabilidad de que los padres deprimidos les peguen a los hijos es casi cuatro veces mayor, y menos del 50% de los padres deprimidos les leen habitualmente a los hijos de 1 año (Davis, 2011).

Los hijos de madres y padres deprimidos son más propensos a sufrir de problemas psiquiátricos infantiles, problemas de comportamiento, desenvolvimiento social bajo y dificultades cognitivas y de desarrollo del lenguaje. Cuando una madre o padre deprimido no recibe tratamiento, resultan afectados todos los miembros de la familia y todas las relaciones familiares. Cuanto más rápido reciba tratamiento la madre o el padre, mejor será para toda la familia. Cuanto más tiempo dure la depresión, es más probable que los niños y la familia sufran de depresión. En el estudio Netsi 2018, algunas mujeres con depresión persistente continuaron teniendo síntomas significativos hasta 11 años después del parto.

Estas estadísticas dan mucho que pensar. Sin embargo, queremos destacar el título de esta sección. Los problemas se presentan *cuando no se trata* la depresión de los padres. Lo importante es saber que recibir tratamiento en forma inmediata ayuda a garantizar la salud de la familia. Recuerde que el objetivo del tratamiento no es solo sentirse *mejor*, sino sentirse *bien*.

Pérdida perinatal

Cuando se interrumpe un embarazo, ya sea en forma natural o por opción (aborto espontáneo, aborto, parto de feto muerto, muerte súbita), es posible que se produzcan depresión y ansiedad debido a factores fisiológicos o emocionales. El dolor emocional debe tratarse con terapia; también pueden resultar útiles otros tipos de tratamiento. Aunque el aborto espontáneo ocurre con frecuencia (más del 20% de los embarazos), a menudo las mujeres no hablan de este asunto. A muchas personas les incomoda hablar de la muerte y la pérdida, por lo que es importante encontrar apoyo y saber que no están solas. No dé por supuesto que es normal estar deprimida o ansiosa. Busque apoyo si siente que puede ayudarle a sobrellevar esta situación difícil. Las mujeres que han experimentado alguna pérdida neonatal deben ser monitoreadas cuidadosamente en futuros embarazos y durante el período postparto.

Cuando se pierde un embarazo, ambas personas en la pareja pueden sufrir. Cada persona realiza el duelo de manera diferente. A menudo, puede ser útil que la pareja concurra a terapia. Las madres tienen una reacción fisiológica y emocional inmediata. La pareja a menudo siente la necesidad de ser "fuerte", de ser el "apoyo" para la madre que atraviesa el duelo. A menudo la pareja es quien se encarga de los detalles y está en "piloto automático". En un estudio realizado en el Reino Unido, el 36% de los hombres cuya pareja perdió un embarazo sufrieron de ansiedad grave durante las seis semanas posteriores a la pérdida. Curiosamente, transcurridos trece meses desde la pérdida, se observó que los padres estaban más deprimidos que las madres. Es posible que, a medida que la depresión posterior a la pérdida mejora en la madre, el ánimo del padre se derrumba. Esto puede causar tensión en la relación. A veces las mujeres interpretan la respuesta estoica inicial de sus parejas como falta de interés. Las parejas realmente necesitan buena comunicación para trabajar en equipo y apoyarse mutuamente. Entre otras medidas, el plan de apoyo debe incluir nutrición, sueño, apoyo social y, posiblemente, medicación o tratamientos alternativos.

Tres
Las mujeres y los trastornos perinatales

Si usted está sufriendo, este capítulo es para usted. En los capítulos que siguen, estudiaremos el papel que desempeñan los profesionales médicos, las parejas y otros integrantes de la familia en la tarea de ayudar en la recuperación de las madres.

Entre las mujeres que tratamos, se encuentran profesionales de la salud y la educación, como doctoras, enfermeras, cuidadoras de niños, maestras, psicólogas, etc. Muchas veces, estas mujeres dicen: "¡Esto no me puede estar pasando a mí! Yo soy quien se encarga de atender a otros cuando están en crisis!" Lo que les decimos a estas mujeres es que a nuestro cerebro no le importa a qué nos dedicamos. Nadie resulta inmune. No importa el nivel educativo o socioeconómico, ni la cultura, la religión o la personalidad: en cualquier lugar donde hay mujeres que tienen bebés, las estadísticas son uniformes.

Las mujeres que padecen dificultades emocionales perinatales experimentan su angustia de maneras diferentes. Éstos son algunos de los sentimientos más comunes que expresan:

Nadie se ha sentido nunca tan mal como yo.
Estoy muy sola. Nadie me entiende.
Soy un fracaso como mujer, como madre y como esposa.
Nunca volveré a ser la misma.
Cometí un error gravísimo.
Siento que estoy en una montaña rusa emocional.
Estoy perdiendo el control.
No sirvo para ser madre.

Tenga en cuenta que cada mujer puede experimentar distintos niveles de estos mismos sentimientos. Algunas mujeres pueden tenerlos todos, mientras que otras quizá experimenten sólo algunos de ellos. También es posible que usted reconozca algunos de los síntomas enumerados en el Capítulo 2.

Cómo elegir un psicólogo o profesional de la salud

La invitamos a comunicarse con Postpartum Support International (PSI) llamando (dentro de los Estados Unidos) al 800-944-4PPD (800-944-4773) o a visitar postpartum.net para ubicar a un psicólogo local que tenga interés en la depresión posparto y se dedique a este tema. PSI, junto con otras organizaciones, ofrece capacitación especializada en trastornos del ánimo y de ansiedad perinatales. No hemos encontrado información acerca de opciones de capacitación de posgrado que cubran este tema en su totalidad. A pesar de lo que le quieren hacer creer muchas compañías de seguro médico, no dé por supuesto que una persona que tiene experiencia en el tratamiento de la depresión o la ansiedad es un experto en los aspectos singulares de los trastornos del ánimo y de ansiedad perinatales.

La mayoría de los seguros médicos tienen cobertura de salud mental. En general, es menos costoso si usted ve a un proveedor dentro de la red. Algunas compañías de seguro están dispuestas a agregar un especialista a la lista de proveedores o a pagar el costo de un especialista que la atienda. En caso de que su compañía de seguros cubra sólo a los profesionales que figuran en su lista, le proponemos a continuación algunas preguntas que pueden ayudarle a determinar el nivel de capacitación y experiencia del profesional en esta área. Es importante hacer estas preguntas, aunque el psicólogo se considere especializado en el tema. Si usted no tiene la energía para lidiar con la compañía de seguros o para hacer preguntas para seleccionar un profesional, pídale a una persona de apoyo que lo haga por usted. A los médicos se les debe preguntar si se sienten cómodos recetando medicamentos psiquiátricos (en caso de ser necesarios) a mujeres embarazadas o que están amamantando.

- *¿Qué capacitación específica ha recibido usted para tratar trastornos del ánimo y de ansiedad perinatales?* Un terapeuta que se especialice en trastornos del ánimo y de ansiedad perinatales debe haber tenido un mínimo de dos días completos de capacitación sobre este tema en particular.

- *¿Pertenece a alguna organización dedicada a la educación sobre trastornos del ánimo y de ansiedad perinatales?* Alguien dedicado al trabajo en esta área debería pertenecer por lo menos a una de estas organizaciones: Postpartum Support International, Marcé Society, North American Society for Psychosocial OB/GYN.

- *¿Qué libros recomienda para mujeres que padecen depresión o ansiedad prenatal o posparto?* Alguien con experiencia debería poder mencionar varios de los libros incluidos en la sección Recursos de este libro.

- *¿Cuál es su orientación teórica?* La investigación ha demostrado que los tipos de terapia más eficaces para estos trastornos son la terapia cognitivo-conductual y la terapia interpersonal. Si lo que usted está experimentando es una crisis, el psicoanálisis intensivo a largo plazo no es apropiado.

Si no encuentra un psicólogo que tenga los conocimientos y la experiencia necesarios, entreviste a profesionales hasta encontrar una persona que sea compasiva y esté dispuesta a aprender. Si no siente que un especialista la está ayudando, ¡busque otro! Sea una buena consumidora. Busque hasta encontrar alguien que le haga sentir que está en buenas manos.

Algunas verdades que debe recordar

Mientras atraviesa el desafío de padecer un trastorno del ánimo o de ansiedad posparto, recuérdese a si misma lo siguiente:

- *¡Me voy a recuperar!*
  Nunca hemos conocido a ninguna mujer que, después de recibir el tratamiento adecuado, no se haya recuperado.

- *¡No estoy sola!*
  Una de cada cinco mujeres experimentará un trastorno de ánimo o de ansiedad perinatal.

- *¡Esto no es mi culpa!*
  Usted no creó lo que le está pasando; se trata de una enfermedad real.

- **¡Soy una buena madre!**
  Incluso estando hospitalizada, usted se está preocupando por su bebé. El hecho de que esté tratando de mejorar su calidad de vida y la de su familia demuestra que usted es una buena madre.
- **¡Es esencial que me cuide a mí misma!**
  Usted tiene la tarea de cuidarse a sí misma para poder mejorar y cuidar a su familia.
- **Estoy haciendo lo mejor que puedo.**
  No importa hasta qué nivel usted es capaz de "funcionar". Lo importante es que usted está dando pasos hacia adelante, por pequeños que parezcan. ¡Felicitaciones!

La depresión puede interferir con su capacidad para creer estas verdades. Por eso es importante que se las repita con frecuencia, como si realmente las creyera. A medida que comience a recuperarse, este ejercicio será más fácil.

Cuidado básico para mamás

Hoy en día, se espera que las mujeres sean súper mamás y lo hagan todo. Hay mucha presión para tener un bebé perfecto que nunca llora, un hogar limpio y bien organizado y una pareja feliz que la apoya. Incluso, aunque estén rodeadas de personas que las pueden ayudar, muchas mujeres se sienten incómodas pidiendo ayuda. A menudo escuchamos la expresión "se necesita una aldea para criar a un niño", pero muchas mujeres sienten que pedir o necesitar ayuda es un signo de debilidad. Usted se merece estar bien sin importar cuanta ayuda esto requiera.

Buscar personas de apoyo

Muchas veces, cuando estamos en crisis, pasamos por alto a personas de nuestro entorno que podrían brindarnos ayuda y apoyo. Existen muchas maneras en las que las personas pueden ayudar y todos los tipos de apoyo son necesarios. El apoyo físico puede consistir en cocinar, limpiar, cuidar al bebé, hacer las compras, o acompañarla a caminar o a una cita. El apoyo emocional puede incluir sentarse junto a usted y escucharla, abrazarla o decirle palabras alentadoras. Acepte toda la ayuda que le ofrezcan y pida más.

Haga este ejercicio: Anote el nombre de todas las personas que le vengan a la mente, sin importar el tipo de apoyo que cada una de esas personas podría brindarle. Si es posible, haga este ejercicio junto con una persona de apoyo. Tenga a mano esta lista de personas que pueden brindarle apoyo, incluyendo sus números de teléfono, para cuando pueda necesitarla. El hecho de que alguien sea un profesional o un integrante de la familia no significa que pueda brindarle ayuda o entenderla. Rodéese de personas que no la juzguen y que puedan brindar apoyo y comprensión.

Éstos son algunos ejemplos de los ámbitos en los que nuestras pacientes han encontrado apoyo. Piense de qué manera la podrían ayudar estas fuentes de apoyo:

- Pareja
- Amigos
- Familia directa y otros familiares
- Vecinos
- Compañeros de trabajo
- Comunidades religiosas / de fé / espirituales
- Profesionales (incluso doulas, asesoras de lactancia, niñeras, empleadas de limpieza, visitadores sociales)
- Líneas directas (ofrecen servicios las 24 horas) y líneas de ayuda (es posible que deba dejar un mensaje y recibir una llamada)
- Grupos de discusión en línea sobre depresión posparto (ver la sección Recursos)
- Grupos de apoyo sobre trastornos del ánimo y de ansiedad perinatales

Alimentación

A menudo, las mujeres que padecen depresión y ansiedad perinatal tienen ganas de comer dulces y carbohidratos. Si puede, coma algo nutritivo, especialmente algo con proteínas, después de alimentar al bebé. Esto le ayudará a mantener equilibrado el nivel de glucosa en la sangre, lo que ayudará a que su estado de ánimo sea más estable. Sabemos que esto puede ser difícil si usted no tiene apetito. Sólo haga el mejor esfuerzo posible. Si le cuesta comer, puede intentar con alimentos líquidos, como licuados o bebidas de alto contenido proteico. Evite la cafeína.

Pídale a una persona de apoyo que le compre alimentos como yogur, fiambres y quesos, huevos duros, verduras ya cortadas, frutas y nueces. O aún mejor: pídales a las personas de apoyo que le traigan comida (si es que no han ofrecido hacerlo ya). No se olvide de tomar agua: la deshidratación puede aumentar la ansiedad. Los problemas de apetito son bastante comunes entre las mujeres que padecen depresión y ansiedad perinatal. Informe a su médico acerca de cualquier cambio importante que note en su apetito o su peso. Cuando tenga la energía para hacerlo, puede resultar útil consultar a un nutricionista que tenga experiencia con casos de depresión y ansiedad.

En un estudio reciente del que participaron más de mil mujeres, se investigó el efecto de la dieta en la depresión y ansiedad. (Bodnar, 2005). Sin importar la edad, el nivel socioeconómico o educativo y los hábitos de salud, las mujeres que comieron una dieta alta en verduras, frutas, carne, pescado y granos enteros presentaron niveles más bajos de depresión y ansiedad. Las mujeres que comieron una dieta con mayor contenido de alimentos procesados o fritos, granos refinados, alimentos endulzados y cerveza presentaron niveles más altos de depresión y ansiedad.

Dormir

La falta de sueño tiene un efecto muy grande en el estado de ánimo. Los padres privados de sueño están más deprimidos, irritables y ansiosos y tienen un riesgo significativo de padecer trastornos del ánimo y de ansiedad perinatales. En cuanto a dormir, poder dormir bien de noche es lo más importante para la recuperación. El sueño es necesario para restaurar la salud del cerebro. En circunstancias ideales, el cerebro necesita como mínimo 7 horas de sueño ininterrumpido cada noche. Durante unas horas cada noche, usted necesita desconectarse física, emocional y psicológicamente. Haga un plan con una persona de apoyo sobre cómo y cuándo tendrá su turno para dormir. Es posible que necesite tapones para los oídos, un ventilador o algo para no escuchar los sonidos del bebé. Sea lo que sea que usted decida hacer, el sueño de calidad es esencial para la salud mental.

Tenga cuidado con los oradores y autores (incluso aquellos con nombres muy conocidos) que critican cualquier plan de sueño, excepto el plan en el que el bebé duerme al lado de la madre, amamantando toda la noche, todas las noches. Ya que somos profesionales éticas, no mencionaremos nombres, pero usted los reconocerá. Si se fija bien, a menudo a estos oradores y autores les pagan organizaciones específicas para impulsar sus agendas. Los datos que presentan están muy sesgados para apoyar el mensaje de las organizaciones que pagan, sin tener en cuenta la salud mental de las madres. No confíe en ningún profesional, ni siquiera en uno que ofrezca datos, que diga que solo hay una forma correcta, o una "mejor" manera de hacer dormir (o alimentar) al bebé y que denigre los otros métodos. Creemos que cualquier plan que funcione para usted y su familia es la manera correcta y que no hay un talle único. Todos somos individuos. A veces las mamás duermen mejor con sus bebés en una cuna colecho, a veces en la habitación de al lado con un monitor, a veces con lactancia parcial mezclada con biberón, a veces con otra persona completamente a cargo del bebé durante la noche. Encuentra lo que funcione para usted y hágalo. ¡Y siéntase orgullosa por confiar en su intuición y creatividad!

Recuerde, su tarea es cuidarse a sí misma. Nadie lo puede hacer por usted. Aunque no pueda hacer esto todas las noches, hacerlo unas pocas noches por semana también ayuda. Si tiene tiempo de tomar siestas durante el día, hágalo; pero recuerde que las siestas no reemplazan el dormir por la noche. Los trastornos del ánimo y de ansiedad a menudo vienen acompañados de problemas para dormir.

Estos trastornos pueden causar problemas de sueño y los problemas de sueño interfieren con la recuperación. Trabaje para desarrollar buenos hábitos de sueño (también llamado "higiene del sueño"). LowBlueLights.com es la única compañía que hemos encontrado que ha estudiado la efectividad de sus lentes para promover el sueño, incluso para el uso perinatal. Considere comprar un par de estos lentes especiales para usar durante un par de horas antes de acostarse. Si es posible, salga a caminar con su bebé por la mañana para recibir la luz del sol que ayudará a restablecer el reloj interno de su cuerpo. Si no usa estos lentes especiales, apague la computadora y el teléfono una hora antes de acostarse (la luz y la estimulación de estos dispositivos pueden mantenerla despierta). Si no puede dormir de noche cuando los demás están durmiendo, hable con su médico.

Actividad física

Incluso unos pocos minutos de actividad física pueden ayudarla a sentirse mejor. Cuando esté físicamente lista para hacer ejercicio, busque alguna actividad que se sienta dispuesta a hacer (por ejemplo, caminar, bailar o andar en bicicleta). Si la idea de dar la vuelta a la manzana caminando le resulta abrumadora, camine solo un poquito y de a poco vaya haciendo más larga la caminata. A medida que se sienta mejor, le resultará más fácil. Si usted sabe que se sentirá mejor si realiza la actividad, pero le cuesta juntar la energía para hacerla, designe a una persona de apoyo o amiga que la aliente y comparta esa actividad con usted. Las mujeres embarazadas y postparto que hacen un poco de ejercicio (incluso caminar empujando el cochecito del bebé) sobrellevan mejor las dificultades y están menos deprimidas.

Si tiene problemas para dormir o duerme poco, no haga actividades aeróbicas intensas; éstas pueden empeorar sus problemas para dormir. Espere hasta haber dormido bien al menos un par de semanas antes de comenzar o recomenzar un programa de actividad física intensa.

Tomarse descansos

Existe el mito de que si realmente amamos lo suficiente a nuestros hijos, no deberíamos necesitar tomarnos descansos o divertirnos sin ellos. ¡Esto no es verdad! Nos han hecho creer la idea de que tomarnos tiempo para nosotras mismas es malo y egoísta, y nos sentimos culpables por la simple idea de pensar en un descanso. (En general, los papás son mejores que las mamás a la hora de tomarse descansos). No hay otro trabajo que sea las 24 horas del día todos los días. La verdad es que todas los buenos padres se toman descansos. ¡Es por eso, justamente, que siguen siendo buenos padres! Le recomendamos que programe tiempo para usted misma en forma habitual, como mínimo dos horas cada vez. Esto no incluye recados o mandados; solo recreo o esparcimiento. Para cualquier otro trabajo que no sea ser madre o padre, la ley exige que haya descansos, y también hay vacaciones.

Si no recarga sus pilas, terminará agotada. Usted no es la única persona que puede cuidar al bebé. Su pareja y sus familiares, por ejemplo, también necesitan tiempo a solas con el bebé para establecer vínculos. Esta experiencia es importante para el bebé y puede hacerse más fácilmente si usted no está presente. Es una situación en la que todos salen ganando.

Si no puede salir de la casa, vaya a otra habitación y use tapones para los oídos o auriculares. O quizá la persona de apoyo pueda salir de la casa con el bebé y usted pueda quedarse sola en casa.

Salir

Cuando está deprimida o ansiosa, parece que las paredes que la rodean se le vienen encima. El mundo se siente más oscuro y más pequeño. Tiende a encerrarse tanto emocional como físicamente (por ejemplo, cruza los brazos, se encorva y mira hacia abajo).

Le recomendamos que salga de la casa, mire el cielo, adopte una posición erguida, coloque los brazos a los costados y respire. No es necesario que vaya a ningún lado. Simplemente salga afuera una vez al día, aunque esto signifique estar de pie en la puerta de entrada con la bata puesta.

Rodéese de positividad

Evite leer o escuchar las noticias, ya que a menudo son deprimentes o violentas. Si quiere ver una película, elija una comedia. Evite las películas trágicas o violentas. Abra las cortinas y persianas y deje entrar la luz del sol. Si está ansiosa, escuche música relajante. Si está deprimida, pruebe a escuchar música con ritmo que le dé ganas de moverse. En la medida de lo posible, rodéese de personas positivas que la alienten, le sonrían y la apoyen.

Cuidado del bebé

Dependiendo de la gravedad de la depresión, es posible que usted necesite que otra persona se encargue de casi todo, o todo, el cuidado del bebé. Una persona de apoyo puede acompañarla cuando su pareja no esté en casa. Podría ser un miembro de la familia, una doula, una niñera o una amiga. Poco a poco, usted puede aumentar su participación en el cuidado del bebé con la compañía de la persona de apoyo.

Aunque al principio sienta que actúa como un robot y que simplemente está repitiendo rutinas sin sentir ninguna alegría, aun así es bueno que usted experimente con algunas tareas de "mamá" y que interactúe con el bebé. Poco a poco, se sentirá más capacitada y tendrá más confianza; y a la larga podrá disfrutar de su día. Sonríale al bebé, tóquelo e interactúe con él lo más que pueda. Cuando tenga la energía para hacerlo, puede serle útil anotarse en una clase de masaje infantil o una clase de natación para bebés. Estos tipos de clases promueven el vínculo entre la mamá y el bebé.

Qué decir

Es posible que usted no sepa qué decir cuando una persona de apoyo le pregunta: "¿En qué te puedo ayudar?" Está bien decir: "No sé lo que necesito en este momento. Sólo sé que me siento horrible". Sin embargo, no suponga que las demás personas le pueden leer la mente. Es más probable que usted consiga lo que necesita si lo pide.

Intente dar a su pareja, familia y amigos una lista de cosas que decir para explicarles cómo pueden ayudarla mejor. Por ejemplo, cuando se sienta ansiosa, no le ayudará que le digan: "Cálmate y relájate". Usted puede intentar darles sugerencias sobre qué decir y qué hacer:

Siento mucho que estés sufriendo.

Vamos a salir de esto.

Estoy aquí para ayudarte.

(Abrazarla).

Esto pasará pronto.

Dar una lista de cosas que decir y hacer no quita valor al cariño y el amor auténticos. Por el contrario, la persona de apoyo tendrá una manera eficaz de darle lo que usted necesita. Las personas que la aman quieren que usted se sienta mejor. Sentirán alivio al saber que las cosas de esa lista pueden ayudarle.

Para mujeres con ansiedad, temores o preocupación extremos

Evite la cafeína y mantenga estable el nivel de glucosa (ver la sección titulada "Alimentación"). Para muchas mujeres que padecen ansiedad u obsesiones, las noticias son una fuente de preocupación. No mire las noticias en la televisión y no lea las noticias. No lea libros, revistas ni información en Internet si siente que hacerlo la pone más ansiosa. Evite todos los medios de comunicación, incluso las redes sociales, si le causan mayor preocupación, miedo o vergüenza. Si va a al cine, elija comedias. Busque actividades que la tranquilicen y la distraigan, en lugar de actividades que aumenten su ansiedad.

Evitar el exceso de estimulación

Cuando la actividad diaria, los sonidos y las cosas que ve todos los días se tornan abrumadoras, es importante modificar el ambiente. Recuerde: usted se está recuperando. Cuidarse a sí misma puede ayudar mucho en su recuperación. No se presione. Si, por ejemplo, ir a una reunión familiar le resulta abrumador (aunque se haya divertido en reuniones similares en el pasado), probablemente sea mejor que no vaya o que limite la cantidad de tiempo que se queda en la reunión. Tenga confianza en usted misma. A medida que se recupere, será capaz de enfrentar más cosas.

Durante los períodos perinatales, las mujeres que se sienten ansiosas a menudo son hipersensibles a todo tipo de estimulación: visual, auditiva o cenestésica (tacto). Si le está sucediendo esto, es posible que bajar la intensidad de las luces de la casa le ayude. (Si se siente más deprimida que ansiosa, intente iluminar su casa con más luz, abra las cortinas y agregue lámparas, por ejemplo). Siempre y cuando pueda escuchar lo que necesite, intente ponerse tapones para los oídos o audífonos durante el día para amortiguar el ruido innecesario. Puede sentirse más sensible al tacto: por ejemplo, puede sentir que la ropa la roza, o le produce picazón. Tenga compasión de usted misma y haga lo que sea necesario para sentirse cómoda.

Mitos sobre el uso de la leche materna

Mito: "Si no amamanto a mi bebé, no podré ser una buena madre".

La verdad es que no existe una única manera correcta de alimentar a su bebé. La manera que funcione mejor para usted y su familia es la mejor manera. En nuestra sociedad, las nuevas mamas reciben mucha presión para amamantar exclusivamente, sin importar los obstáculos físicos o emocionales que tengan. Creemos que cuando se trata de alimentar a un bebé, las opciones son muchas. El hecho de que alimente a su bebé con leche materna (amamantando o con biberón) o con fórmula no tiene relación alguna con cuánto ama a su bebé o con la clase de mamá que usted es.

Tanto amamantar como alimentar con biberón presentan ventajas y desventajas; y también es posible recurrir a una combinación de los dos métodos. Por ejemplo, una opción responsable para el bienestar de su familia puede ser que la persona de apoyo alimente al bebé con biberón, dándole fórmula o leche materna, para que usted pueda tomarse un descanso. ¡No permita que la hagan sentir culpable!

Esté preparada para que le hagan preguntas y comentarios entrometidos e inoportunos acerca de cómo alimenta a su bebé. Esto puede suceder en cualquier lugar; por ejemplo, en público, en el consultorio del médico, en un grupo de madres o en una reunión familiar. Si cualquier persona, ya sea un profesional o no, parece tener una actitud crítica acerca del método que usted eligió para alimentar a su bebé, recuérdese que usted tomó la mejor decisión posible para usted y su familia. Ignore la pregunta o el comentario, o cambie de tema. También puede decir: "No es de su incumbencia", "No puedo amamantar. Tengo una enfermedad grave", "No quiero amamantar" o "Mi médico me dijo que no podía amamantar". Las mujeres que amamantan en público también pueden experimentar críticas. Esté preparada para responder a comentarios como: "¿Por qué no lo haces en el baño?" Una buena respuesta es: "Yo no como en el baño, así que tampoco lo hará mi bebé".

Recuerde que usted tiene derecho a responder como mejor le parezca para que las personas entrometidas no la molesten. No tiene por qué disculparse y no les debe una explicación. Las buenas mamás se aseguran de que sus bebés estén bien alimentados. No importa cómo. Y punto.

Mito: "No estableceré un vínculo con mi bebé si no amamanto".

Si esto fuera cierto, ¡habría generaciones y generaciones de adultos que nunca establecieron un vínculo con sus madres! Es más: algunas mujeres comienzan a establecer vínculos con sus bebés precisamente cuando dejan de amamantar. En el caso de mujeres que experimentan ansiedad grave o dolor relacionados con el amamantamiento, alimentar al bebé con biberón (fórmula o leche materna) o una combinación de amamantamiento y biberón puede ayudar a que la hora de comer del bebé sea un momento más relajante y placentero. No existen reglas acerca de cómo dar el biberón. Si desea contacto directo con la piel, puede desnudarse el pecho para dar el biberón. La alimentación con biberón es una buena oportunidad para establecer contacto visual y conectarse con el bebé. Sólo porque una mamá está amamantando, esto no significa que lo esté usando como una oportunidad para fortalecer el vínculo con el bebé (por ejemplo, la mamá puede estar en el teléfono). Durante el día, existen muchas oportunidades para establecer un vínculo con el bebé: cambiar los pañales, abrazar a su bebé, la hora del baño, sonreírle a su bebé, etc. La hora de comer no es la única oportunidad de establecer un vínculo con su bebé. Establecer un vínculo es un proceso continuo de interacción. Va mucho más allá de cómo alimenta a su bebé o qué le da de comer.

Mito: *"Mi bebé es capaz de sentir mi depresión o ansiedad"*.

Su bebé no puede leerle la mente. Sus pensamientos o sentimientos no pueden hacerle daño, ni afectar su relación con él. Los bebés sienten temperatura, hambre, humedad y contacto físico. Su bebé se sentirá cercano a usted sin importar los pensamientos de depresión o ansiedad que pasen por su cabeza. Lo más importante es cómo usted se comporta con el bebé (sonreírle, hablarle, tocarlo, etc.). Tener una persona de apoyo que no está deprimida a cargo del bebé al menos parte del tiempo también ayudará a medida que usted se recupera.

Mito: *"El vínculo con el bebé se establece automáticamente en el momento del nacimiento"*.

Si esto fuera cierto, ningún niño adoptado podría jamás establecer un vínculo con sus padres adoptivos. No existe ninguna oportunidad o momento mágico en el que deba establecerse el vínculo con el bebé, y no debe preocuparse si no pudo tocar o sostener a su bebé inmediatamente después del parto. Aunque la depresión o la ansiedad le hagan difícil cuidar a su bebé, nunca es demasiado tarde. Establecer vínculos con su bebé es un proceso de familiaridad, cercanía y comodidad que continúa durante años.

Recuperación

Los factores que determinan qué cosas pueden ayudar a cada mujer a recuperarse dependen del tipo, de la gravedad y de los aspectos específicos de su enfermedad, así como de las preferencias de tratamiento de la mujer. Lo que sea que le ayude a mejorar rápido es lo que recomendamos. En el Capítulo 7, describimos algunas opciones de tratamiento que puede elegir, las cuales pueden aplicarse en forma separada o conjunta. Como la medicación es uno de los tratamientos más comunes para estos trastornos, incluimos a continuación algunas de las preguntas más frecuentes de nuestras pacientes.

Preguntas y respuestas sobre antidepresivos

Pregunta: ¿La medicación me va a cambiar la personalidad?
Respuesta: La depresión y la ansiedad cambian su personalidad. Personas normalmente estables y despreocupadas se pueden tornar irritables, malhumoradas, reservadas o preocupadas. A medida que la medicación comience a hacer efecto, usted comenzará a sentirse normal otra vez. En cierto modo, la medicación le devuelve su "vieja" personalidad.

Pregunta: ¿Cuánto tiempo tendré que tomar la medicación?
Respuesta: La duración del tratamiento varía, y se trata de una decisión que usted debe tomar junto con su médico. Si ésta es la primera vez que padece depresión/ansiedad, la recomendación general es tomar la dosis que le permita volver a sentirse normal, y después continuar con la medicación por un mínimo de nueve meses a un año. Si usted tiene antecedentes de depresión o ansiedad, es posible que su médico recomiende un tratamiento más largo. Es importante seguir tomando la medicación durante todo el período recomendado para reducir las posibilidades de tener una recaída o de que vuelva a aparecer la enfermedad.

Pregunta: ¿Me voy a hacer adicta a los antidepresivos?
Respuesta: Los antidepresivos no crean dependencia o adicción, pero nunca debe dejar de tomarlos repentinamente. Hable con su médico, que

guiará el proceso para dejar gradualmente la medicación. Algunos psiquiatras recomiendan dos a cuatro meses para dejar de tomar gradualmente los antidepresivos. La mayoría de las mujeres (dependiendo de historia clínica) pueden dejar de tomar la medicación en algún momento.

Pregunta: ¿Qué pasa si experimento efectos secundarios?

Respuesta: Muchas personas no experimentan ningún efecto secundario. Los efectos secundarios, si se producen, suelen ser leves y temporarios y no duran más de una semana (por ejemplo, náuseas, fatiga, temblores). Si experimenta una reducción de la libido o la capacidad de alcanzar el orgasmo, es posible que esto persista durante todo el tratamiento. Si padece efectos secundarios más graves o efectos secundarios que no desaparecen después de una semana, consulte a su médico. Algunas mujeres necesitan probar más de un antidepresivo para hallar el que les da mejor resultado. Para reducir la posibilidad de padecer efectos secundarios, es recomendable comenzar con una dosis muy baja y aumentarla poco a poco hasta alcanzar la dosis eficaz para usted.

Pregunta: ¿Qué antidepresivo es mejor para mí?

Respuesta: En general, casi todas las personas pueden tomar la mayoría de las medicaciones antidepresivas. Si usted ha tomado previamente una medicación que le ayudó, o si tiene un familiar directo que ha tenido una experiencia positiva con una medicación, esa medicación probablemente debería ser la primera opción. Si padece ansiedad, se le podría recetar una medicación que tenga un efecto secundario calmante. Si siente fatiga, se puede probar con una medicación que tenga un efecto secundario energizante. El indicador más importante es que usted comience a sentirse mejor con el paso del tiempo.

Pregunta: ¿Cuándo voy a sentirme mejor? ¿Cómo sabré si la medicación está funcionando?

Respuesta: La mayoría de los antidepresivos más nuevos comienzan a hacer efecto en dos semanas, mientras que los más viejos pueden tardar entre cuatro y seis. Puede llevar varias semanas aumentar gradualmente la dosis hasta llegar a la dosis correcta. Éstos son algunos comentarios que hemos escuchado de pacientes cuya medicación comenzó a hacer efecto:

- Ya no lloro todo el tiempo.
- Tengo más paciencia.
- Otra vez canto en la ducha.
- Mi marido nota que parezco más alegre.
- Me siento más motivada. Cocino para la familia otra vez.
- Estoy disfrutando más a mi bebé.
- Ya no me preocupo tanto. No me molestan tanto las pequeñas cosas.
- Sonrío y me río más; me divierto.
- Respondo a email y llamadas telefónicas otra vez.

Pregunta: ¿Tomar medicación es como usar una muleta?

Respuesta: Una muleta es una herramienta temporaria que usted usa mientras la necesita. Si se rompiera un pie, no lo pensaría dos veces y usaría muletas para apoyarse mientras su pie sana. La medicación devuelve a su cerebro el equilibrio químico normal, lo que le permite volver a sentirse usted misma y llevar una vida normal. A medida que usted mejora, usted y su doctor crearán un plan para dejar la medicación gradualmente. Además, la medicación puede ayudarle a aprovechar más eficazmente la psicoterapia.

Pregunta: Quiero amamantar pero no quiero tomar nada que pueda hacer daño a mi bebé. ¿Puedo tomar medicamentos y amamantar?

Respuesta: De acuerdo con profesionales que han dedicado sus carreras a estudiar si resulta seguro tomar medicamentos antidepresivos durante la lactancia, la respuesta es sí. Cuando se analizó la sangre de los bebés, se hallaron muy pocos metabolitos de medicación (di Scalea, 2009). Los bebés expuestos a la medicación a través de la leche materna son tan saludables y normales como los bebés no expuestos a la medicación (Kronenfield, 2018). Es importante recordar que no recibir tratamiento puede afectar la salud del bebé y no es una buena opción.

De acuerdo con las investigaciones, resulta claro que lo más importante es que la mamá reciba el tratamiento adecuado sin importar si alimenta a su bebé con leche materna o con fórmula. Si usted piensa que se preocupará mucho por su bebé si sigue usando leche materna mientras toma un antidepresivo, es preferible dejar de amamantar (gradualmente) a no recibir tratamiento. Recuerde que el mejor regalo que puede darle a su bebé es una mamá feliz y sana. A menudo, el temor relacionado con usar leche materna mientras toma medicación desaparece cuando la medicación comienza a hacer efecto, ya que la preocupación puede ser causada por la enfermedad misma.

Pregunta: Estoy embarazada y muy deprimida. ¿Tengo que sentirme así durante todo el embarazo?

Respuesta: Recibir tratamiento es importante tanto para usted como para el bebé. Los investigadores han comenzado a estudiar los efectos nocivos que la depresión y la ansiedad no tratadas tienen sobre el feto. Además, si usted está deprimida o ansiosa durante el embarazo, es posible que no pueda cuidar de sí misma como debería. Esto no es bueno ni para usted ni para su bebé. Muchas mujeres se automedican, por ejemplo con cafeína, tabaco (cigarrillos comunes o electrónicos), alcohol, drogas o hierbas, y esto también puede ser perjudicial. La depresión o la ansiedad pueden causar cambios en el apetito que pueden dificultar el mantenimiento de un aumento de peso saludable y una buena nutrición durante el embarazo.

Hacer terapia y nada más puede ser suficiente pero, para algunas mujeres, la medicación es necesaria para reducir los síntomas graves. Los antidepresivos han demostrado ser muy útiles para combatir tanto la depresión como la ansiedad. No se ha demostrado que aumente el riesgo de padecer abortos espontáneos o malformaciones a causa de estas medicaciones, incluso durante el primer trimestre. La depresión durante el embarazo también aumenta el riesgo de padecer depresión posparto, y también puede aumentar el riesgo de que el bebe padezca de retrasos en el desarrollo. Tomar medicación durante el embarazo y durante el posparto reducirá significativamente este riesgo. Según el American Journal of Obstetrics & Gynecology, "cuando una condición psiquiátrica requiere farmacoterapia (tratamiento con medicamentos), los beneficios de dicha terapia superan con creces los posibles riesgos mínimos". (Koren, 2012).

Pregunta: Me da vergüenza tomar medicación. ¿Tomar antidepresivos es una señal de debilidad?

Respuesta: En muchas culturas existe un estigma acerca de tomar medicamentos psiquiátricos. Este estigma se basa en la ignorancia y el miedo. Existe la presunción de que podemos controlar la química de nuestro cerebro. Si usted tuviera diabetes o problemas de tiroides, no pensaría que puede obligarse a producir más insulina u hormona tiroidea (y nadie esperaría eso de usted). ¡Recibir ayuda es una señal de fortaleza, no de debilidad!

Tomar medicación es una decisión personal. Usted no tiene que compartir esta información con otras personas. Mantener en privado la información acerca de la medicación no es lo mismo que sentir vergüenza. Sin embargo, una vez que nuestras pacientes comienzan a contarlo a sus familiares y amigos cercanos, muchas veces se sorprenden al enterarse de cuántas personas también toman medicación o conocen a gente que lo hace. Ya sea que elija tomar un antidepresivo o no hacerlo, rodéese de personas que apoyen sus decisiones para sentirse mejor.

Cuatro
Parejas

Este capítulo está diseñado para ofrecer ayuda a las parejas, sin importar el sexo o el estado civil. Para evitar confusiones, a veces usamos la palabra "esposa" para referirnos a la mujer que acaba de ser madre. Cuanto antes comience usted a participar en el proceso de recuperación, y cuanto más participe, más se beneficiarán ustedes como pareja y como individuos. Cuanto más entienda lo que está experimentando su esposa, más la ayudará a sentir que tiene su apoyo. Esto, a su vez, acelerará la recuperación.

Tener un bebé trae cambios a toda la familia. Es normal y saludable preguntarse: "¿Voy a ser un buen padre?" y "¿Cómo puedo apoyar mejor a mi pareja en este momento en que entramos en territorio desconocido?" Esto sucede en todo tipo de relaciones: parejas heterosexuales y homosexuales, y en parejas que adoptan hijos. Tener un bebé cambia las cosas. La atención que antes se prestaba al papá o a la pareja, ahora se centra en el embarazo. Los miedos, las molestias y los problemas médicos pueden afectar la intimidad. Una vez que nace el bebé, la atención se centra en el bebé, y la relación de pareja pasa a un segundo plano. Cada vez es más común hablar de los problemas del ánimo de las mujeres durante el embarazo y el período posparto, pero se habla muy poco de la salud mental de los papás y las parejas. ¡Los papás y las parejas también son importantes!

La mayoría de las veces, la gente habla del lado más lindo de la maternidad o paternidad: sentir un vínculo inmediato con el bebé y sentirse perdidamente enamorado. Eso puede suceder pero, a menudo, es un proceso de familiarización con un pequeño extraño que es muy exigente. También hay pérdidas asociadas con el hecho de convertirse en padres, y es importante reconocerlas y hacer el luto correspondiente. Es normal que la relación con su pareja cambie. Si a una persona de la pareja la babearon, vomitaron o chuparon todo el día, es posible que ella (o la otra persona) rechace el contacto físico y las muestras de afecto. Es fácil sentirse rechazado. Recuerde: no es un rechazo personal. Ya no pueden meterse en la cama, ir al cine o salir a cenar de improviso.

Algunos papás o parejas pueden tener antecedentes pasados o actuales de trastornos del ánimo o de ansiedad durante el embarazo. La depresión y los trastornos de ansiedad (en particular el trastorno obsesivo compulsivo) empeoran durante épocas de estrés y falta de sueño. Es importante para evaluar su propio riesgo al embarcarse en un embarazo

¿Cómo lucen los papás deprimidos o ansiosos? Lucen como papás. Uno no se da cuenta al mirarlos. Cuando la mamá está deprimida, la tasa de depresión en su pareja es significativa: 24 a 50%. Un estudio canadiense arrojó que el 13.3% de los hombres experimentaron síntomas depresivos elevados durante el tercer trimestre de embarazo de sus parejas (Da Costa, 2017). Ahora sabemos que el 10% de los padres experimentan depresión *moderada a severa* nueve meses después del nacimiento de un bebé (Paulson, 2010). Las tasas más altas se observan de 3 a 6 meses después del parto. Los antecedentes de depresión o ansiedad en la pareja constituyen un factor de riesgo, sin importar si la mamá sufre de depresión o no. Recomendamos que se evalúe en forma habitual a todas las nuevas mamás y sus parejas.

No todos los hombres y las mujeres deprimidos experimentan tristeza extrema. A menudo, especialmente en los hombres, la depresión puede sentirse como irritabilidad, agresión y hostilidad. Pueden distanciarse, buscar distracciones para evitar a la familia o "desconectarse". Sin duda, esto afecta negativamente la relación. Otros síntomas comunes incluyen dificultad para dormirse o permanecer dormido, cambios en el apetito, pensamientos acelerados o preocupación constante, y no sentir alegría o placer al hacer cosas que solía disfrutar. Algunas personas se sienten impotentes y desesperanzadas. Tener un bebé y tener una carga financiera adicional puede realmente contribuir a una sensación de estar atrapado. La depresión es como tener gafas borrosas. Todo lo ve filtrado a través de las gafas y distorsionado. Las gafas sólo dejan ver las cosas negativas.

La depresión en los papás también afecta el desarrollo emocional y el comportamiento de bebés y niños (para más detalles, consulte ¿Por qué es necesario el tratamiento? en el Capítulo 7).

¿Qué pueden hacer los papás? ¡Pedir apoyo! ¡Educarse! Buscar ayuda profesional. Hablar con su pareja, amigos o familia, si cree que lo van a escuchar y comprender. Es fundamental encontrar apoyo de personas que no emitan un juicio de valor. Obtener la ayuda que necesita es un signo de fortaleza.

Para encontrar información acerca de sitios web dedicados a ayudar a los papás, consulte la sección Recursos.

Cosas para tener en cuenta

- *Usted no provocó la enfermedad y usted no puede hacer que la enfermedad desaparezca.*
  La depresión y la ansiedad perinatales son trastornos diagnosticables. No son culpa de nadie. Cuando la química cerebral de su esposa vuelva a la normalidad, ella volverá a sentirse como antes. Su tarea es acompañarla a lo largo de este proceso.

- *Ella no espera que usted arregle el problema mágicamente.*
  Es posible que muchos esposos o parejas se sientan inútiles e incapaces de solucionarlo. Su esposa no necesita que usted intente hacer desaparecer el problema. No es como un grifo que pierde y puede arreglarse con una junta de goma nueva. No sugiera soluciones rápidas y fáciles. Este tipo de problema no se soluciona así. Lo único que ella necesita es que usted la escuche.

- *Busque el apoyo necesario para poder ayudar a su esposa.*
  Es común ver que la pareja se deprime después de la depresión de la esposa. Para evitarlo, usted debe cuidar de sí mismo y debe recibir el apoyo que necesita de amigos, familiares y profesionales. Mientras cuida a su familia, organícese para tomarse descansos. Es importante que haga ejercicio o alguna otra actividad que le permita aliviar el

estrés. Esto le ayudará a servir de apoyo para su esposa. Busque una persona de apoyo que acompañe a su esposa mientras usted no está.

- **No se lo tome personalmente.**
  Es común que las personas que padecen depresión/ansiedad perinatal se pongan irritables. No acepte los insultos verbales. No ayudan a nadie. Su esposa se sentirá culpable después de decirle cosas hirientes. Si usted cree que no se merecía un insulto o mal comentario, explíqueselo con calma.

- **La compañía es muy importante.**
  A veces, lo único que su esposa necesita es sentirse apoyada y acompañada. Pregúntele qué palabras necesita escuchar para sentirse reconfortada, y dígaselas con frecuencia.

- **Tenga expectativas realistas.**
  Aunque no sufra depresión posparto, no es realista esperar que una mujer que acaba de dar a luz prepare la cena, limpie la casa y cuide al bebé. Ella también puede sentirse culpable por no cumplir con sus propias expectativas y estar preocupada porque usted se sentirá decepcionado. Recuérdele que las tareas de criar al bebé y encargarse de la casa son responsabilidad de los dos, no sólo de ella. Su relación y su familia saldrán de esta crisis y se sentirán más fuertes que nunca. Habrá días buenos y días malos. Poco a poco, la frecuencia y la gravedad de los días malos será menor. Sin embargo, no piense que después de unos días buenos su esposa está "curada". Pueden pasar varios meses antes de que ella tenga días buenos en forma consistente.

- **Déjela dormir durante la noche.**
  Su esposa necesita al menos seis horas de sueño ininterrumpido cada noche para la salud del cerebro. Si desea que vuelva a ser ella misma lo antes posible, permanezca de turno durante esas horas sin molestarla. Muchos papás y parejas han afirmado que se sienten

mucho más conectados con sus hijos después de haberlos cuidado de noche. Si usted no puede encargarse del bebé durante la noche, contrate a alguien que lo haga. Contratar una enfermera especializada en bebés durante un tiempo puede tener un valor incalculable.

- *Sea parte de su equipo.*
  Ayúdela a determinar si su plan está funcionando. Hágaselo saber cuando observe mejoras. Por ejemplo, dígale: "Estás sonriendo más" o "Estás llamando a tus amigos otra vez". Si no observa mejoras con el paso del tiempo, comparta amablemente sus inquietudes y ofrezca acompañarla a su próxima cita.

Qué decir y qué no decir

Diga:

- *Vamos a salir de esto.*
- *Estoy aquí para ayudarte.*
- *Soy parte de tu equipo.*
- *No te voy a dejar: estamos aquí el uno para el otro en las buenas y en las malas.*
- *Sé que te vas a recuperar.*
- *Si hay algo en lo que pueda ayudarte, dímelo.*
  Por ejemplo, cuidar el bebé, prepararle un baño caliente o poner música relajante.
- *Siento mucho que estés sufriendo. Debe ser una sensación horrible.*
- *Te quiero mucho.*
- *El bebé te quiere mucho.*
- *Todo esto pasará.*
- *Vas a volver a ser tú misma.*
  A medida que su esposa se recupera, hágale saber cómo nota que vuelve a ser la de siempre: como cuando vuelva a sonreír, a ser más paciente o a salir con sus amigas.
- *Vas a volver a ser tú misma.*

Dele ejemplos específicos, como: "Le cantas con tanta dulzura al bebé" o "Al bebé le encanta cuando le haces cosquillas en los pies".

- *Eres una mamá excelente.*
  Dele ejemplos específicos, como: "Me encanta cómo le sonríes al bebé".

- *Esto no es tu culpa. Si yo estuviera enfermo, no me echarías la culpa y me cuidarías.*

No diga:

- *Piensa en todos los motivos que tienes para ser feliz.*
  Ella ya sabe todos los motivos que tiene para ser feliz. Uno de los motivos por los que se siente tan culpable es porque está deprimida a pesar de tener todas esas cosas. Así es la depresión.

- *Relájate.*
  ¡Esta sugerencia suele tener el efecto opuesto! Ella ya se siente mal por no poder relajarse a pesar de intentarlo con mecanismos que en el pasado surtían efecto. La ansiedad produce hormonas que pueden provocar ciertas reacciones físicas, como aumento de la frecuencia cardiaca, temblores, cambios en la visión, falta de aliento y tensión muscular. Esto no es algo que ella simplemente pueda solucionar con su propia voluntad.

- *Tienes que salir de esto.*
  Si ella pudiera, ya lo habría hecho. Ella no le desearía esto a nadie. Una persona no puede recuperarse de una enfermedad con solo ponerse las pilas.

- *Piensa en positivo.*
  ¡Ojalá recuperarse fuera tan fácil! La naturaleza de esta enfermedad impide tener pensamientos positivos. La depresión es como ver el mundo a través de un lente nublado, oscuro y distorsionado que no deja apreciar los mensajes positivos del entorno. Sólo se perciben las interpretaciones negativas y cargadas de culpa. Esta

enfermedad no permite que su esposa pueda experimentar los aspectos divertidos y alegres de la vida.

Consejo de un papá que vivió esta situación

Esto fue escrito para el boletín informativo de Shoshana por Henry, su esposo (fallecido), poco después de que ella se recuperara de su primera depresión:

Llegas a casa después de un largo día de trabajo, deseoso de encontrar un hogar feliz, y lo que ves te da ganas de regresar a tu automóvil y marcharte. Tú esposa está llorando y el bebé también. La casa es un desastre y olvídate de la cena. A esta altura, ya sabes que no es buena idea preguntarle cómo pasó el día. Su respuesta es siempre la misma. "Odio esto de ser 'mamá'. No quiero ser madre de nadie. Quiero que me devuelvan mi vida de antes. Quiero ser feliz otra vez". Te encoges de hombros, levantas al bebé y te preguntas por qué tu esposa se siente así, por qué no está tan feliz como tú acerca del bebé, y te preguntas cuándo se le va a pasar.

No estás solo. Viví esta situación todos los días durante dos años. Hasta mi último grano de paciencia fue puesto a prueba, pero nunca dejé de tener esperanzas de que las cosas volvieran a la normalidad. Me concentré en nuestra hija, que estaba en medio de nuestros problemas, y nunca dejé de repetirme que tenía que ser un apoyo constante para ella.

Poco a poco, mi esposa se recuperó de la enfermedad. Hoy tenemos el hogar feliz que ambos siempre quisimos. Sé paciente y tolerante. Recuerda: las cosas van a mejorar.

Cinco
Hermanos, familiares y amigos

Es doloroso ver que una persona amada lucha o sufre. A menudo la enfermedad o el proceso de recuperación causa confusión y es difícil de entender. Los trastornos del ánimo y de ansiedad perinatales son reales y pueden ser debilitantes y, en casos graves, pueden poner en peligro la vida. Cuanto más se informa una persona, de más apoyo y ayuda puede ser. Este capítulo está destinado a brindar apoyo y educación, y a ayudarle a convertirse en parte del proceso curativo.

Cuando nace un bebé, se producen muchos cambios en el hogar. Si bien los hijos mayores esperan algunos de estos cambios, probablemente no esperen que uno de los cambios sea que mamá actúe diferente. Incluso los hermanitos que son demasiado pequeños para comprender los conceptos de depresión y ansiedad probablemente observen que el comportamiento de la madre no es el normal.

Los niños suelen notar si mamá está o estuvo llorando. Se darán cuenta si mamá grita o se enoja por cosas sin importancia. Quizá se fijen en que mamá pasa más tiempo en la cama, no tiene energía para llevarlos al parque o no se ríe tanto. Quizá noten que mamá tiene la mirada perdida y no les presta mucha atención. Los niños se dan cuenta de que ésta no es la mamá que ellos conocen; por eso, necesitan explicaciones honestas y claras sobre lo que está sucediendo.

Mantener un camino de comunicación abierto con ellos es esencial. Siempre que sea posible, la madre misma debe hablar con los hijos. La pareja u otro adulto puede ayudar a reforzar la información. Hay varias pautas importantes a seguir al hablar con los niños sobre lo que está sucediendo.

Comunicación con los niños

- A veces, incluso a los adultos no les resultan claros los términos *depresión* o *ansiedad*. Por eso, use palabras o frases descriptivas, como *triste, malhumorada, cansada, con ganas de llorar, preocupada o gruñona.*

- Recuerde a los niños con frecuencia que ellos no son la causa de la enfermedad o el problema de mamá, que no es culpa de ellos y que no hay nada que ellos pudieran haber hecho para prevenirlo.

- Explíqueles que no es una enfermedad causada por gérmenes. Mamá no se la contagió de nadie ni se la puede transmitir a nadie.

- Explique a los niños que mamá está recibiendo ayuda: que está viendo a un doctor o un psicólogo, que está tomando medicamentos o recibiendo otro tratamiento y que se va a recuperar pronto. Explíqueles que, a medida que se recupere, mamá tendrá buenos y malos momentos.

- Pregúnteles de qué manera pueden ayudar a mamá. Quizá puedan hacerle un dibujo, dejarle notitas que digan "te quiero" en distintos lugares de la casa y ofrecerle ayuda con tareas adecuadas para la edad.

- Dígales la verdad. Los niños saben cuando mamá no está siendo "ella misma"; por eso, no les diga que mamá está bien cuando no lo está. Mamá también debe ser directa y honesta. Por ejemplo, cuando es obvio que se siente triste, puede decirlo. La tristeza es sólo un sentimiento; no tiene por qué tener lógica o ser racional. Los sentimientos son parte de la naturaleza humana. Esconder la tristeza (diciendo, por ejemplo, que "son lágrimas de felicidad") trasmite el mensaje de que estar triste no es aceptable.

- Mostrando los sentimientos, podemos enseñarles a nuestros hijos cómo expresarse de maneras apropiadas. Esto no les hará mal. Al contrario, puede servirles como un modelo de comportamiento que les será útil en el futuro. Y, al recibir ayuda, les enseña a sus hijos que, cuando alguna cosa no está bien, se puede hacer algo al respecto.

Éste es un ejemplo de lo que una madre podría decirles a sus hijos:

Quizá hayan notado que últimamente lloro y me enojo mucho. Algunas sustancias químicas de mi cuerpo no están funcionando bien y esto afecta la forma en que me siento y actúo. Quiero que sepan que los quiero mucho y que también quiero al bebé. También quiero que sepan que esto no es culpa de ustedes ni de ninguna otra persona. Me estoy cuidando mucho y estoy recibiendo ayuda para curarme lo antes posible. Probablemente tenga buenos momentos y malos momentos, pero voy a ir mejorando hasta estar completamente recuperada. Espero llevarlos al parque otra vez pronto. Los quiero mucho.

La reacción de familiares y amigos —sin importar si la relación es por parentesco, matrimonio o amistad— ante la depresión de la madre que acaba de tener un bebé puede afectar en forma fundamental su recuperación.

A veces, una madre deprimida o ansiosa tiene mucho miedo de compartir con su pareja sentimientos desagradables ya que le tiene miedo a la desaprobación y al rechazo. Es posible que esta mamá le confíe a un familiar o amigo sus sentimientos, si se le da la oportunidad de que lo haga. Pero, aunque la madre hable abiertamente con su pareja, contar con el apoyo adecuado de sus padres, familia política, abuelos, hermanos y amigos ayudará a crear el ambiente óptimo para la recuperación.

Cuando las mujeres tienen hijos, aunque no estén deprimidas, a veces ansían contar con la compañía y la aprobación de sus propias madres. Si la madre de la mujer ha fallecido, o si la relación es tensa, será especialmente importante la presencia de otra mujer que pueda ayudar a llenar ese vacío. Debido a que las madres deprimidas suelen ser más vulnerables que las madres que no padecen de depresión, necesitarán muchas palabras tranquilizadoras de las personas que las rodean, en particular de mujeres adultas.

En general, las mujeres que acaban de ser madres son sensibles a las críticas. Las madres que padecen trastornos del ánimo y de ansiedad perinatales suelen ser aún más sensibles. Felicite a la nueva mamá con frecuencia por ser una buena madre y evite los comentarios negativos, especialmente los relacionados con su desempeño como madre.

Cosas para tener en cuenta

Usted no podrá curarla.

Es posible que sienta una gran frustración debido a que las enfermedades perinatales no pueden curarse de la misma manera que otras enfermedades. El curso de esta enfermedad, incluso con tratamiento excelente, es diferente del de, por ejemplo, una infección en el oído. Mientras que en las enfermedades comunes se observa una mejora constante hasta que desaparecen, en este caso se producen fluctuaciones durante la recuperación.

Por lo general, la mujer avanzará un par de pasos en la recuperación y se sentirá mejor, pero luego retrocederá un paso y tendrá una recaída transitoria. Cuando se producen estas recaídas, la mujer puede sentirse desesperanzada, ya que la depresión no le permite tener la perspectiva de que se está recuperando. Puede manifestar que volvió al punto de partida y que no está mejorando.

Es importante que usted le recuerde que la recaída es sólo temporal, que sí está mejorando y volverá a encaminarse hacia la recuperación. Una recaída transitoria no es un paso atrás; es simplemente parte del proceso. Con el tiempo, las recaídas serán más cortas y menos severas, y aumentarán los buenos tiempos. Recuérdele que lo más importante es que esté encaminada en general en la dirección correcta.

Anímela pero no le insista.

A menudo, las mujeres que padecen de estas enfermedades se sienten incapaces de expresar sus sentimientos. Si bien es positivo alentarla a compartir lo que piensa, es contraproducente insistir. Hágale saber que usted está disponible para escucharla sin juzgarla. Confíe en que ella compartirá con usted lo que siente cuando esté lista para hacerlo y cuando sienta que lo que tiene para decir va a ser tratado con seriedad y respeto. Incluso acompañarla en silencio puede ser un gran apoyo. Su sola presencia es de gran ayuda, aunque ella no pueda o no quiera hablar.

Concéntrese en el momento presente.

Con sus continuos cambios en el estado de ánimo, la mujer en recuperación no confía en que los buenos momentos vayan a durar. Nunca sabe en qué momento cambiará su estado de ánimo. Es posible que no quiera compartir los buenos momentos con usted por temor a que usted piense que ella ya no necesita su apoyo. Finalmente, los buenos momentos durarán y se acabarán las recaídas transitorias; pero este proceso puede llevar varias semanas o incluso meses. Hágale sentir la tranquilidad de que usted entiende que ella sufrirá altibajos en el estado de ánimo durante un tiempo y que usted no le quitará su apoyo repentinamente antes de que ella esté lista.

No se deje engañar por las apariencias.

Los trastornos del ánimo y de ansiedad perinatales son a menudo enfermedades ocultas. Las mujeres a menudo lucen normales para el mundo exterior. Quizá se las vea bien arregladas, con maquillaje, joyas y hasta una sonrisa, aunque por dentro estén muy deprimidas o ansiosas al mismo tiempo.

A veces, cuanto más deprimida o ansiosa se siente una mamá, más trata de dar la impresión opuesta externamente. Por ejemplo, si se siente avergonzada, quizá intente mostrarse alegre y animada para ocultar sus sentimientos verdaderos. Es importante preguntarle a la madre cómo está y nunca sacar conclusiones basadas en su apariencia. Por lo tanto, si escucha que algún otro familiar dice: "Pero no se la ve deprimida", usted puede explicarle que las apariencias a veces engañan cuando se trata de enfermedades perinatales.

Qué decir y qué no decir

Diga:

- *Estoy aquí para ayudarte.*
- *Siento mucho que estés sufriendo. Debe ser una sensación horrible.*

- *Estás haciendo lo mejor posible.*
  Sea específico siempre que pueda; *diga, por ejemplo,*
  "Me encanta cómo le sonríes al bebé".
- *Te vas a mejorar.*
- *¿Quieres que ...* (insertar una tarea como, *lave los platos o*
  lave la ropa)?
- *Yo pasé por lo mismo.*
  Sólo si es que realmente pasó por lo mismo. Recuerde: no
  se trata de un caso normal de melancolía posparto y no se
  le pasará en unos pocos días. Si no es cierto que pasó por lo
  mismo, no lo diga.

No diga:

- *Anímate que ya pasará.*
  Las mujeres que no reciben el tratamiento adecuado corren
  el riesgo de sufrir enfermedades crónicas y recaídas graves.
- *No es para tanto.*
  La depresión hace que todo parezca complicado. La mujer
  se siente agobiada y siente que no puede salir adelante.
  Incluso las pequeñas tareas pueden parecer demasiado
  difíciles.
- *Tienes tantos motivos para estar feliz.*
  Ella ya lo sabe. Y se siente culpable por sentirse deprimida
  a pesar de todas esas cosas. La depresión hace que sea
  difícil ver lo positivo.
- *Necesitas dormir más; eso es todo.*
  Dormir es importante; pero dormir no es lo único que
  necesita para estar bien.
- *Lo que necesitas es un descanso del bebé.*
  Los descansos son importantísimos, pero no suelen ser lo
  único que ella necesita.
- *Yo pasé por lo mismo.*
  Recuerde, no se trata simplemente de melancolía
  posparto. No quite importancia a la experiencia
  diciendo que a usted le "pasó lo mismo", a menos que
  usted realmente haya padecido la enfermedad.

- *Las mujeres tienen bebés desde hace siglos.*
  ¡Y muchas mujeres han padecido depresión desde hace miles de años!

Cosas que puede hacer para ayudar

- Prepare la cena.
- Cuide al bebé (o a los demás niños) para que ella pueda tomarse un descanso.
- Lave la ropa.
- Lave los platos.
- Prepárele el almuerzo.
- Siéntese y escúchela.
- Limpie la casa.
- Salgan a caminar juntos.
- Haga las compras u otros mandados que ella necesite.
- Escríbale tarjetitas de agradecimiento.
- Si la pareja no está en casa, quédese "de turno" a la noche para que ella pueda dormir.

Seis
Profesionales de la salud

Todos los proveedores de servicios de salud que están en contacto con mujeres embarazadas o mujeres en el período posparto necesitan esta información. El hecho de que esté leyendo este libro es una señal de que usted es un profesional que se preocupa e interesa por sus pacientes. Su guía y acompañamiento durante esta etapa crucial tendrá un impacto significativo en el bienestar mental y físico de las mujeres que padecen trastornos del ánimo y de ansiedad perinatales. Es importante que no reste importancia a los síntomas de estas mujeres, pero tampoco exagere su reacción ante los síntomas. Simplemente, trate los síntomas de la misma manera profesional y objetiva en la que trataría cualquier otra experiencia perinatal común como, por ejemplo, la diabetes gestacional.

Este capítulo contiene respuestas a las preguntas que nos han hecho con mayor frecuencia a lo largo de los años con respecto a las señales, los síntomas y el tratamiento. Tenga en cuenta que la mujer que necesita ayuda tendrá contacto con todo el personal del consultorio, como el personal de recepción o de enfermería. Por eso, es importante que todo el personal conozca la información contenida en este libro. Hemos creado secciones para proveedores de atención primaria (médicos de familia, médicos clínicos, osteópatas, quiroprácticos, etc.), pediatras, obstetras, ginecólogos, doulas, doulas posparto y enfermeras a domicilio, asesoras de lactancia, instructores de clases para embarazadas, líderes de grupos para padres y otros profesionales.

Recuerde que las señales que indican que la mujer está angustiada o preocupada no siempre son obvias por diferentes razones. Si una mujer siente vergüenza, culpa o miedo de que la juzguen, es posible que esconda sus sentimientos. La paciente puede plantear quejas más "aceptables socialmente" como fatiga, dolores de cabeza, problemas con la pareja o que el bebé se queja mucho. Aunque la mujer sonría o se vea bien arreglada, no dé por sentado que está bien. Estas son enfermedades ocultas. Si bien existen factores de riesgo que ayudan a predecir los trastornos del ánimo y de ansiedad perinatales, no existe un "tipo" de mujer en particular que sea más propensa a enfermarse. Los estudios han demostrado que la evaluación estandarizada mejora la detección. En Inglaterra, se evalúa a todas las nuevas mamás con la Escala de Evaluación de Depresión Postnatal de Edimburgo Muchos estados de los EE.UU. ahora cuentan con evaluaciones para detectar trastornos del ánimo y de ansiedad perinatales. El Colegio Americano de Obstetras y Ginecólogos, la Academia Americana de Pediatría y la Asociación Americana de Medicina Familiar han recomendado la evaluación perinatal. (Vea la sección de Evaluación para más información).

Es comprensible que usted pueda tener temor de hacer preguntas que podrían abrir una caja de Pandora. La mujer podría sentir que la están acusando de ser una mala madre y adoptar una actitud defensiva. Pero cuando la paciente escuche que usted le habla con un tono profesional y objetivo, y entienda que no existe nada vergonzoso con relación a la salud mental, entonces podrá aceptar la información. La paciente comprenderá que el cerebro es parte del cuerpo y merece ayuda cuando sea necesario. A la larga, actuar de este modo será un ahorro de tiempo y un ejemplo de atención profesional.

Cultura e idioma

Aunque los trastornos del ánimo y de ansiedad perinatales parecen ocurrir con la misma frecuencia en todo el mundo, las reacciones a estos trastornos varían en distintas culturas. Por ejemplo, si la vergüenza constituye una gran amenaza personal, es posible que las mujeres estén menos dispuestas a hablar acerca de los síntomas y necesiten apoyo y ayuda adicional.

Quienes atiendan a mujeres que padecen estos trastornos deben tener en cuenta que la comunicación no verbal también varía en las distintas culturas. Por ejemplo, asentir con la cabeza puede significar entendimiento o simplemente respeto por la autoridad. También es importante poner en claro cuál es su papel para evitar expectativas poco realistas.

También deben tenerse en cuenta los factores socioculturales y los niveles de educación cuando se completa la historia clínica o se realiza una evaluación inicial. La percepción del estrés y los tipos de factores que provocan estrés, así como las distintas maneras de enfrentarlo, varían de una cultura a otra. Estos factores afectan la manera en la que la paciente responde a las recomendaciones sobre los métodos de tratamiento que conviene elegir o evitar.

El nivel de simplicidad o sofisticación que use debe estar a tono con el de la paciente; pero tampoco suponga que una mujer educada será automáticamente capaz de comprender mejor su enfermedad que una mujer menos educada. Por ejemplo, evite las preguntas de autodiagnóstico, como "¿Cree que tiene depresión posparto?" incluso cuando se trata de una paciente altamente educada. Es posible que la mujer tenga una concepción errónea de lo que significa el término. Haga preguntas específicas acerca de su estado de ánimo y comportamiento, lo que le permitirá obtener la información deseada. Las preguntas se incluyen más adelante en este capítulo.

Qué decir y qué no decir

Diga:

- *Estos sentimientos son bastante comunes.*
- *Esto es tratable.*
- *Te vas a mejorar.*
- *Aquí tiene información que la ayudará.*

No diga:

- *Esto es normal.*
  La depresión y la ansiedad, si bien se presentan a menudo, no son normales.
- *Únase a un grupo para nuevas mamás.*
  Si una madre padece ansiedad o depresión clínica, esta sugerencia puede ser nociva, dependiendo en gran parte de la líder del grupo. Una madre deprimida ya se siente

diferente e inadecuada en comparación con otras nuevas mamás. Asistir a un grupo "normal" para nuevas mamás puede hacer que la mujer se sienta más alienada.

Si usted sabe que la líder del grupo es un persona sensible (por ejemplo, si la líder del grupo está leyendo este libro) y que en el grupo se habla sobre problemas de estado de ánimo, entonces no habría problema en que esta madre asistiera a las reuniones. Lo ideal es que la paciente se integre a un grupo creado especialmente para madres que padecen depresión y ansiedad posparto. Muchas de nuestras pacientes participan de ambos tipos de grupos: uno para hablar sobre asuntos normales entre nuevas mamás y el otro para expresar abiertamente sentimientos más difíciles.

- *Tómese unas vacaciones.*

  Aunque un cambio de ambiente puede ser agradable, ¡la mamá deprimida llevará consigo el desequilibrio químico de su cerebro! De hecho, los niveles de ansiedad y depresión podrían aumentar debido a la inversión financiera, al hecho de dejar al bebé en casa, y por sentirse decepcionada porque el viaje no la "curó".

- *Haga ejercicio.*

  La mayoría de las madres se sienten agobiadas. Algunas apenas tienen energía suficiente para lavar un biberón o darse una ducha, así que el gimnasio no es una opción. El ejercicio por sí solo no curará la depresión. Cuando la mujer sea capaz de salir de casa y caminar un rato, aliéntela para que lo haga. Pero hasta que ella se sienta preparada, recomendar actividad física puede ser una receta para el fracaso.

- *Haga algo bonito para usted misma.*

  Eso siempre es bueno; pero, una vez más, no será suficiente para regular la química cerebral de una madre deprimida. Esta sugerencia debe usarse sólo como parte de un plan de tratamiento mucho más abarcador. No debe sugerirse como una solución rápida.

- *Duerma cuando el bebé esté durmiendo.*
  Incluso a una madre que no está deprimida le puede costar dormir cuando el bebé duerme durante el día. En el caso de madres que tienen niveles altos de ansiedad, es prácticamente imposible. Lo importante es que la mamá duerma de noche cuando el bebé duerme.

Evaluación

Recomendamos el uso de encuestas de evaluación estandarizadas diseñadas específicamente y validadas para uso perinatal, como la Escala de Evaluación de Depresión Postnatal de Edimburgo (EPDS, por sus siglas en inglés) (Cox, 2014). La EPDS ha sido traducida a más de 70 idiomas y se utiliza en todo el mundo. También se usan encuestas de evaluación de depresión más generales, como el Cuestionario sobre la Salud del Paciente (PHQ-9, por sus siglas en inglés), que ha sido validado para uso perinatal (Sidebottom, 2012). El uso del cuestionario PHQ-9 está aumentando y muchos proveedores de atención médica están familiarizados con él. A continuación detallamos algunas preguntas de evaluación que usted puede usar inmediatamente. Empleamos el término *psicoterapeuta perinatal* para referirnos a un psicoterapeuta que tiene capacitación avanzada en el campo de los trastornos del ánimo y de ansiedad perinatales y se especializa en ellos.

Evaluación prenatal

Existen varios inventarios de evaluación prenatal. Incluimos un listado en la sección de Recursos. Si el tiempo es limitado para usar cuestionarios de evaluación, entonces se deben hacer las preguntas incluidas en el cuestionario de evaluación del riesgo previo al embarazo y durante el embarazo. Como mínimo, se deben hacer las preguntas asociadas con la medida más alta de riesgo. Estas están marcadas con un asterisco (*). Se trata de preguntas relativas a los antecedentes personales y familiares de enfermedades mentales, trastornos del ánimo y de ansiedad perinatales pasados y fluctuaciones grandes del estado de ánimo durante el período premenstrual.

La evaluación prenatal con la EPDS o el cuestionario PHQ-9 ha identificado con éxito a mujeres que padecen síntomas de depresión y ansiedad prenatal. Estos síntomas requieren tratamiento y aumentan el riesgo de que la mujer padezca un trastorno del ánimo o de ansiedad posparto.

Evaluación del riesgo previo al embarazo y durante el embarazo

Señales de advertencia

- Falta a citas
- Se preocupa excesivamente (por su propia salud o la del feto)
- Luce más cansada de lo habitual
- Llanto
- Adelgaza o engorda mucho
- Tiene molestias físicas sin causa aparente
- Tiene recuerdos, temores o pesadillas acerca de traumas anteriores
- Tiene temor de no será una buena madre

Preguntas

Nota: Aunque sus pacientes hayan padecido estos trastornos, es posible que no lo sepan y que no hayan sido diagnosticadas formalmente. Es posible que, para realizar una evaluación adecuada, usted tenga que preguntarles acerca de su experiencia con los síntomas de los trastornos en lugar de usar términos de diagnóstico.

Si una mujer responde sí a cualquiera de las siguientes preguntas, significa que tiene un riesgo mayor de padecer un trastorno del ánimo o de ansiedad perinatal.

*¿Alguna vez tuvo episodios de depresión o tristeza, preocupación extrema, ataques de pánico, pensamientos o comportamientos repetitivos preocupantes, fluctuaciones

extremas en el estado de ánimo, pérdida de contacto con la realidad o trastornos alimenticios?

Las mujeres que tienen antecedentes personales de trastornos del ánimo o de ansiedad necesitan recibir educación acerca del alto riesgo de padecer trastornos perinatales. Se las debe derivar a un psicoterapeuta perinatal que las ayude a crear un plan de acción para minimizar el riesgo. Las mujeres con antecedentes de trastorno bipolar o psicosis también deben ser derivadas a un psiquiatra para que se evalúe la posibilidad de usar medicación y para estar bajo observación durante el embarazo y el período posparto.

*¿Está tomando alguna medicación (ya sea de venta bajo receta o de venta libre), vitaminas o hierbas en forma habitual? ¿Consume cannabis (marihuana) o alguna droga?

Las mujeres que se automedican por insomnio, ansiedad, tristeza u otros síntomas que pudieran ser señal de un trastorno del ánimo también deben ser evaluadas por un psicoterapeuta perinatal. Algunas mujeres utilizan cafeína, cigarrillos, marihuana, hierbas, alcohol y drogas para aliviar el dolor emocional.

*¿Alguna vez padeció algún trastorno del ánimo o de ansiedad durante el embarazo o el período posparto?

Las mujeres que responden que sí a esta pregunta tienen un riesgo muy alto de padecer otro trastorno del ánimo o de ansiedad perinatal. Deben ser derivadas a un psicoterapeuta perinatal que las ayude a crear un plan de acción preventivo o que al menos minimice el riesgo de que el trastorno anterior se repita.

*¿Alguna vez ha tomado alguna medicación para la depresión, la ansiedad o el estado de ánimo?

Si la respuesta es sí, infórmele acerca del riesgo de padecer un trastorno del ánimo o de ansiedad perinatal. Observe a estas mujeres cuidadosamente durante el embarazo y del posparto. Si en la actualidad presentan síntomas, es recomendable derivarlas para una consulta con un psiquiatra perinatal.

¿Alguna vez padeció cambios graves de estado de ánimo premenstruales (síndrome premenstrual o trastorno disfórico premenstrual)?

Las mujeres que padecen cambios de estado de ánimo a causa de cambios hormonales tienen un riesgo alto durante el embarazo y el posparto, ya que durante estos períodos se producen grandes cambios hormonales. Enséñeles acerca del riesgo que padecen y haga un seguimiento cuidadoso durante el embarazo y el posparto.

¿Tiene antecedentes familiares de enfermedades mentales (diagnosticadas o no), hospitalizaciones psiquiátricas o intentos de suicidio?

Si la respuesta es sí, enséñeles acerca del riesgo que padecen y haga un seguimiento durante el embarazo y el posparto.

- ¿Tiene antecedentes personales o familiares de abuso de sustancias?
- Si está embarazada, ¿cómo se ha sentido física y emocionalmente?
- ¿Cree tener suficiente apoyo emocional y físico?
- ¿Han tenido algún trauma relacionado con el embarazo o el parto (u algún tipo de abuso emocional, sexual o físico)?
- ¿Está atravesando alguna situación que provoque estrés (por ejemplo una mudanza, un cambio de trabajo, la muerte de un familiar o amigo, problemas financieros)?
- ¿Han tenido usted o su feto problemas de salud? Tener mellizos, trillizos, cuatrillizos, etc. aumenta el riesgo de que la madre desarrolle depresión y ansiedad posparto.
- ¿Tiene antecedentes personales o familiares de enfermedad tiroidea?

Evaluación posparto

Están disponibles varios inventarios de evaluación para la depresión posparto (ver Recursos). La mayoría pueden completarse fácilmente en una sala de espera ya sea electrónicamente o en persona. También se pueden completar por teléfono, en una aplicación o por Internet.

La Escala de Evaluación de Depresión Postnatal de Edimburgo (EPDS, por sus siglas en inglés) fue desarrollada en 1987 en Gran Bretaña por el Dr. John Cox y otros profesionales. Es una herramienta autoadministrada de diez preguntas. Ha sido traducida a muchos idiomas y se utiliza en todo el mundo. También ha resultado eficaz en adolescentes y en papás. Puede obtenerse en muchos sitios de Internet. También existe una versión abreviada de tres preguntas.

En 2002, la Dra. Cheryl Beck desarrolló la Escala de Evaluación de Depresión Posparto (PDSS, por sus siglas en inglés). Se ha determinado que esta escala permite diagnosticar con precisión la depresión y la ansiedad posparto. La escala PDSS puede usarse en formato corto o largo. Cuando se usa el formato largo, el puntaje total puede dividirse en siete escalas de contenido de síntomas. Un puntaje elevado en un área de síntomas en particular indica un nivel de estrés mayor que el promedio. Las escalas de síntomas son Alteraciones del sueño y de la alimentación, Ansiedad/Inseguridad, Labilidad emocional (cambios de estado de ánimo), Confusión mental, Pérdida del sí misma, Culpa/Vergüenza y Pensamientos suicidas.

Asimismo, es más probable que la escala PDSS identifique a mujeres con síntomas de alteraciones del sueño, confusión mental y ansiedad. El Cuestionario sobre la Salud del Paciente 9 (PHQ-9, por sus siglas en inglés), originalmente diseñado como herramienta de evaluación de depresión en el contexto de consultorios de medicina general, en la actualidad se usa ampliamente en ámbitos perinatales.

Los puntajes de corte para la evaluación pueden variar según la cultura de las personas evaluadas. Es menos probable que grupos de ciertas culturas admitan sentimientos potencialmente negativos o angustia.

Evaluación del riesgo posparto

Con las pacientes posparto que no tuvieron un diagnóstico prenatal, haga las primeras seis preguntas del Cuestionario de evaluación del riesgo previo al embarazo y durante el embarazo (las preguntas marcadas con *), así como el Cuestionario de evaluación del riesgo posparto.

Señales de advertencia en la madre

- Falta a citas
- Se preocupa excesivamente (a menudo acerca de su propia salud o la salud del bebé)
- Luce más cansada de lo habitual
- Necesita que una persona de apoyo la acompañe a sus citas
- Adelgaza o engorda mucho
- Tiene molestias físicas sin causa aparente
- Produce poca leche o tiene problemas para amamantar (podría indicar problemas de tiroides o un trastorno del ánimo o de ansiedad perinatal)
- Evade las preguntas acerca de su propio bienestar
- Llanto
- No quiere sostener al bebé o se siente particularmente incómoda atendiendo al bebé
- No quiere que otras personas cuiden al bebé
- Se preocupa excesivamente acerca del bebé (por ejemplo, si come lo suficiente, si se desarrolla bien, si aumenta bien de peso)
- Actúa en forma rígida u obsesiva (por ejemplo, con respecto a los horarios de comer y dormir del bebé)
- Se preocupa excesivamente sobre su apariencia o la del bebé
- Dice que el bebé no la quiere o que no es una buena madre.
- Dice que su pareja no la apoya.

Señales de advertencia en el bebé

- Adelgaza o engorda demasiado.
- Presenta un retraso en el desarrollo cognitivo o lingüístico.

- Responde menos a la madre.

Preguntas

- *¿Cómo está?*

  Mírela a los ojos y mantenga el contacto visual cuando haga esta pregunta.

- *¿Cómo se siente acerca de ser madre?*

  Las mujeres que sienten que no están haciendo un buen trabajo o a las que no les gusta demasiado la tarea de ser madres pueden estar deprimidas.

- *¿Tiene alguna preocupación en particular?*

- *¿Duerme bien (calidad y cantidad)?*

  Se necesitan seis horas de sueño ininterrumpido por noche para pensar claro y poder desenvolverse.

- *¿Puede dormirse y permanecer dormida durante la noche cuando los demás están durmiendo?*

  Los problemas del sueño son comunes en todos los trastornos del ánimo y de ansiedad. Sentirse demasiado enérgico y con menos necesidad aparente de dormir puede indicar un trastorno bipolar.

- *¿Cómo duerme el bebé?*

  Existe una relación entre un bebé que duerme mal y la depresión y ansiedad.

- *¿Quién se levanta a la noche cuando se despierta el bebé?*

- *¿Quién duerme con usted?* Hay otras cosas que causan trastornos del sueño, como ronquidos o mascotas?

- *¿Ha tenido últimamente pensamientos inusuales o que le den miedo?*

  Si la respuesta es sí, derive a la paciente a un psicoterapeuta o psiquiatra perinatal para una evaluación inmediata. Algunos pensamientos pueden ser normales; sin embargo, muchos otros pueden indicar trastorno obsesivo compulsivo (menos urgente) o psicosis (emergencia).

- *¿Recibe usted ayuda física y apoyo emocional adecuados?*

Tener un buen sistema de apoyo integrado por familiares y amigos puede marcar una gran diferencia.

- *¿Se siente rara a veces?*
  Las mujeres que padecen trastornos del ánimo y de ansiedad perinatales a menudo dicen sentirse raras o tener una personalidad diferente.

- *¿Su apetito es normal?*
  Un cambio significativo en el apetito es una señal de advertencia. Observe si ha bajado o subido de peso rápidamente.
- *¿Qué come y qué bebe, y con qué frecuencia?*
  Vea la sección sobre Alimentación en el Capítulo 3.
- *Si está amamantando o usando un sacaleches, ¿cómo le va con eso?*
  La producción limitada de leche puede ser una señal de insuficiencia tiroidea o puede deberse a ansiedad.
- *Si usa fórmula, ¿cómo hizo el destete y cuánto tardó en hacerlo?*
  El destete abrupto puede desencadenar un trastorno del ánimo o de ansiedad posparto.
- *¿Cuándo menstruó por última vez?*
  La primera menstruación después del parto puede ser un factor desencadenante.
- *¿Está tomando alguna medicación o hierbas en forma habitual?*
  Las mujeres que se automedican por insomnio, ansiedad, tristeza, fatiga u otros síntomas que pudieran ser señal de un trastorno del ánimo o ansiedad deben ser evaluadas por un psicoterapeuta perinatal.
- *¿Siente que tiene más fluctuaciones en el estado de ánimo que lo habitual (siente ganas de llorar, se enoja fácilmente o se preocupa mucho)?*

Esto es común en los trastornos del ánimo. Consulte el Capítulo 2 para obtener una lista más completa de síntomas.

- *¿Han tenido usted o su bebé problemas de salud?*
  Estos factores aumentan el riesgo de padecer trastornos del ánimo y de ansiedad.

- *¿Cómo son sus sentimientos hacia el bebé?*
  No sentirse cerca o conectada o sentir enojo son ejemplos de sentimientos que pueden indicar depresión posparto. La incomodidad frente al bebé puede indicar ansiedad o trastorno obsesivo compulsivo. Pensar que el bebé es malo, un demonio o está poseído probablemente indica psicosis, que es una emergencia psiquiátrica.

Psicoterapeutas, psicólogos y trabajadores sociales

Como proveedor de servicios de salud mental, usted puede haber atendido a la mujer o la pareja antes de un embarazo. Usted desempeña un papel clave en la planificación previa a la concepción y en la creación de una red de seguridad perinatal, de la cual usted es parte. Es muy importante que usted esté familiarizado con los factores de riesgo y con la información más actualizada sobre cómo reducir los factores de riesgo. Debe estar familiarizado con la investigación acerca de psicoterapia, recaídas y las recomendaciones actuales sobre el uso de medicación por parte de mujeres durante el período perinatal. Puede ayudar a evaluar y seguir los síntomas, y puede trabajar con los demás proveedores de atención médica que atienden a la paciente. Tenga a mano la información de la sección Recursos para compartirla con la paciente y sus proveedores de atención médica.

Médicos de cabecera

Usted conoce la historia clínica mental y física de la paciente. Usted conoce sus antecedentes de salud mental y física. Esto lo coloca en una posición de ventaja para evaluar el riesgo previo al embarazo y para suministrar el asesoramiento apropiado. Su consultorio puede ser un refugio si surge algún trastorno del ánimo durante el embarazo o durante el período posparto. Tenga a mano la información de la sección Recursos, así como los nombres de profesionales locales capacitados para el tratamiento de los trastornos del ánimo y de ansiedad perinatales.

Se debe recomendar a las mujeres que están tomando medicamentos psicotrópicos y que están embarazadas o planean quedar embarazadas que consulten a un psiquiatra especializado en trastornos perinatales para determinar si deben continuar o no con la medicación o si deben dejar de tomarla de a poco. Las recomendaciones pueden variar dependiendo de la historia clínica de cada mujer. Las mujeres que están medicadas por trastorno bipolar o psicosis deben ser derivadas a un psiquiatra perinatal para establecer un plan de medicación. Estas mujeres necesitan un control cuidadoso durante el embarazo y el posparto para reducir el riesgo de enfermedad.

Pediatras y neonatólogos

Los padres recurren a usted para pedir consejos sobre el bienestar de los niños en todas las áreas. Sus palabras son poderosas. Si bien el centro de atención de la visita pediátrica es el bebé, está bien documentado que la salud mental de los padres tiene un tremendo impacto en el desarrollo de los niños en el hogar. Si la madre ha tomado medicación durante el embarazo, siempre que sea posible, recuérdeles a los padres que el bebé está bien y no padece abstinencia ni complicaciones neonatales. Apoye a la mamá si desea amamantar a su bebé o darle leche materna en biberón mientras esté tomando un antidepresivo. Se ha demostrado que las madres con depresión o ansiedad amamantan o usan sacaleches menos tiempo (Pope, 2016). Se rinden a menos que se les brinde aliento y ayuda. Las madres que toman medicación alimentan a sus bebés con leche materna más tiempo que las madres que no reciben tratamiento (Grzeskowiak, 2014).

Los padres cuyos bebés están en cuidados intensivos tienen un riesgo más alto de padecer depresión y ansiedad. Necesitan apoyo y evaluación adicionales. Tenga a mano la información de la sección Recursos, así como los nombres de profesionales locales capacitados para el tratamiento de los trastornos del ánimo y de ansiedad perinatales.

Le recomendamos usar una herramienta de evaluación postparto estandarizada. Se debe evaluar a las mujeres en forma periódica durante el primer año posterior al parto. Si su última visita es antes de que se complete el año posparto, asegúrese de que la mujer tenga información sobre a quién puede recurrir más adelante si lo necesita.

Las mujeres que ya se encuentran medicadas o las que, de acuerdo con su evaluación, necesitan consultar a un médico para determinar si necesitan medicación deben ser derivadas a un psiquiatra que se especialice en trastornos del ánimo y de ansiedad perinatales. Deben realizarse evaluaciones durante las consultas de rutina del bebé durante el primer año.

Obstetras/ginecólogos, parteras y otros proveedores de salud de la mujer

Su consultorio es una fuente de apoyo y consejos durante el embarazo. Esta relación íntima hace más probable que la mujer recurra a usted si está angustiada. Sin embargo, muchas mujeres no tomarán la iniciativa de hablar acerca de sentimientos negativos o preocupaciones a menos que se les pregunte específicamente. Las mujeres con antecedentes de pérdida neonatal necesitan apoyo y seguimiento adicionales. Tenga a mano la información de la sección Recursos, así como los nombres de profesionales locales capacitados para el tratamiento de los trastornos del ánimo y de ansiedad perinatales. Realice un seguimiento habitual.

Se debe recomendar a las mujeres que están tomando medicamentos psicotrópicos y que están embarazadas o planean quedar embarazadas que consulten a un psiquiatra perinatal para determinar si deben cambiar de medicación o si deben continuar tomándola o no. Las mujeres que están medicadas por trastorno bipolar o psicosis deben ser derivadas a un psiquiatra para establecer un plan de medicación. Estas mujeres necesitan controles estrictos durante el embarazo y el posparto.

Le recomendamos usar una herramienta de evaluación postparto estandarizada. Las mujeres deben ser evaluadas durante el primer año después del nacimiento del bebé. Si su última consulta es antes de que se complete el año posparto, asegúrese de que la mujer tenga información sobre a quién puede recurrir más adelante si lo necesita.

Las mujeres que ya se encuentran medicadas o las que, de acuerdo con su evaluación, necesitan consultar a un médico para determinar si necesitan medicación deben ser derivadas a un psiquiatra que se especialice en trastornos del ánimo y de ansiedad perinatales.

Psiquiatras

Los psiquiatras suelen ser los encargados de recetar medicamentos psicotrópicos; por eso, es posible que otros profesionales les deriven pacientes perinatales que requieren evaluación y tratamiento por trastornos del ánimo y de ansiedad perinatales. En consecuencia, los psiquiatras desempeñan un papel central en el equipo de tratamiento.

Los resultados y las recomendaciones con relación al uso de medicamentos durante el embarazo y la lactancia cambian constantemente. Se han producido algunos descubrimientos recientes en el área del uso de medicación para el control de trastornos del ánimo y de ansiedad perinatales. Trataremos este tema más adelante. Si usted sólo se dedica a controlar la medicación de la paciente, es importante que la ponga en contacto con un psicoterapeuta especializado en trastornos del ánimo y de ansiedad perinatales. Es esencial tener una lista de recursos locales.

Doulas

Los estudios han demostrado que tener una doula ayuda a reducir la aparición de depresión posparto (Gjerdingen, 2013). Como doula, usted está en la situación ideal para evaluar el riesgo prenatal y observar las primeras señales de problemas emocionales. Si, por ejemplo, al utilizar el Cuestionario de evaluación del riesgo previo al embarazo y durante el embarazo, usted descubre que la mujer tuvo una experiencia de parto anterior que fue traumática o fue víctima de abuso cuando era niña, es posible que la mujer tenga recuerdos repentinos de esta experiencia durante el parto. Tenga a mano la información de la sección Recursos, así como los nombres de profesionales locales capacitados para el tratamiento de los trastornos del ánimo y de ansiedad perinatales.

Se debe recomendar a las mujeres que están tomando medicamentos psicotrópicos y que están embarazadas o planean quedar embarazadas que consulten a un psiquiatra especializado en trastornos del ánimo y ansiedad perinatales para determinar si deben continuar o no con la medicación o si deben dejar de tomarla de a poco. Las recomendaciones pueden variar dependiendo de la historia clínica de cada mujer. Las mujeres que están medicadas por trastorno bipolar o psicosis deben ser derivadas a un psiquiatra para establecer un plan de medicación. Estas mujeres necesitan un control cuidadoso durante el embarazo y el posparto porque el riesgo de recaída es alto, incluso si se toman medicamentos.

Si la mujer tiene una entrevista con usted antes de contratarla, pregúntele si tiene alguna preocupación en particular acerca de dar a luz o del posparto. Es posible que la mujer comparta con usted información que puede darle pistas acerca de su salud mental. Explíquele que usted prestará atención a las distintas emociones que pueden presentarse durante el parto y el posparto.

Use la Evaluación del riesgo previo al embarazo y durante el embarazo con *todas* las mujeres que la contraten. Si continúa asistiendo a las mismas mujeres después del parto, use la Evaluación del riesgo posparto. Recuerde que esta información puede obtenerse informalmente, a través de una charla. Familiarícese con las preguntas y con la información necesaria para realizar un diagnóstico.

Doulas posparto y enfermeras a domicilio

Usted tiene la oportunidad de observar el hogar y el entorno social de la madre, lo cual puede darle información vital acerca del bienestar de la mujer y su familia. Por ejemplo, si observa poco apoyo de la pareja o señales de un conflicto conyugal, la mujer corre un riesgo mayor de padecer un trastorno del ánimo o de ansiedad perinatal. Si la casa está muy limpia y ordenada, trate de averiguar quién hace los quehaceres domésticos. No es normal, por ejemplo, que la mujer limpie en forma obsesiva o se levante de noche para pasar la aspiradora.

Ayude a crear un ambiente que fomente la recuperación: abra las cortinas para que entre más luz, verifique que haya comida saludable en la casa y elimine los ruidos no necesarios para que la casa sea un lugar de calma y relajación.

Si está atendiendo a una mujer por primera vez en el período posparto y no ha tenido la oportunidad de hacer una evaluación prenatal, le recomendamos que utilice una evaluación posparto estandarizada como la EPDS o el PHQ-9. Se debe evaluar a las mujeres en forma periódica durante el primer año posterior al parto. Si su última visita es antes de que se complete el año posparto, asegúrese de que la mujer tenga información sobre a quién puede recurrir más adelante si lo necesita.

Las mujeres que ya se encuentran medicadas o las que, de acuerdo con su evaluación, necesitan consultar a un médico para determinar si necesitan medicación deben ser derivadas a un psiquiatra que se especialice en trastornos del ánimo y de ansiedad perinatales. Tenga a mano la información de la sección Recursos, así como los nombres de profesionales locales capacitados para el tratamiento de los trastornos del ánimo y de ansiedad perinatales.

Asesoras de lactancia

A primera vista, el papel de una asesora de lactancia podría parecer unidimensional y estar relacionado sólo con la técnica del amamantamiento. Sin embargo, como ya sabemos, usted también está suministrando muchísimo apoyo emocional. Es posible que usted sea la primera profesional en ver a la madre y al bebé durante las primeras semanas del posparto.

Su relación íntima con la madre durante este período de gran vulnerabilidad le permite observar y detectar posibles problemas emocionales. Después del parto, las mamás suelen prestarles mucha atención a sus consejos y suelen confiar en usted. Es importante que usted ayude a cada mujer a decidir qué es lo mejor para ella.

Si la salud física y emocional de la mujer empeora, esto no es bueno para el bebé. Usted tiene una gran influencia sobre la decisión de las madres de dedicar tiempo a ellas mismas (por ejemplo, decidir que van a dormir seis horas ininterrumpidas a la noche, al menos algunas noches por semana). Una persona de apoyo tendrá que alimentar al bebé durante esa parte de la noche.

Las dificultades con la lactancia materna pueden estar asociadas con abuso sexual, trauma durante el parto, trastorno obsesivo compulsivo, depresión y ansiedad. Las mujeres que sufren depresión y ansiedad dejan de amamantar antes. Cuando mejora su salud mental, a menudo amamantan más tiempo. Dejar de amamantar en forma abrupta puede desencadenar un trastorno del ánimo o de ansiedad, especialmente en mujeres predispuestas a dichos trastornos. Si la mujer ya padece un trastorno, el destete abrupto podría empeorar los síntomas. Especialmente en el caso de mujeres que están deprimidas y tienen problemas de autoestima, la sensación de culpa podría ser muy grande si en algún momento no pueden amamantar más. Lo que usted diga o haga en ese momento puede determinar cómo se siente la mujer como madre.

Muchos profesionales no están informados acerca de las investigaciones recientes con respecto a la lactancia y los medicamentos psicotrópicos. Es importante que usted esté informada para poder apoyar a las mujeres que deban comenzar a tomar o deban seguir tomando medicación. Hay excelentes sitios web y aplicaciones disponibles con esta información, como MothertoBaby.org e InfantRisk.org. Tenga disponible información de la sección de Recursos así como información sobre profesionales locales capacitados en trastornos del ánimo y de ansiedad perinatales, incluyendo un psiquiatra que tenga experiencia en recetar medicamentos durante la lactancia.

Le recomendamos que utilice una herramienta de evaluación posparto estandarizada, como la EPDS o el PHQ-9, pero las preguntas informales de evaluación en este libro también pueden funcionar a la perfección. Se debe evaluar a las mujeres en forma periódica durante el primer año posterior al parto. Si su última visita es antes de que se complete el año posparto, asegúrese de que la mujer tenga información sobre a quién puede recurrir más adelante si lo necesita.

Las mujeres que ya se encuentran medicadas o las que, de acuerdo con su evaluación, necesitan consultar a un médico para determinar si necesitan medicación deben ser derivadas a un psiquiatra que se especialice en trastornos del ánimo y de ansiedad perinatales.

Instructores de clases de parto

Muchas veces escuchamos que la gente se lamenta diciendo: "¿Por qué nadie nos advirtió en las clases de parto acerca de los trastornos del ánimo y de ansiedad durante el embarazo y después del embarazo?" Aunque usted debe concentrarse en el trabajo preparto y en el parto, también tiene la responsabilidad y la oportunidad de educar a las parejas acerca de los trastornos del ánimo y de ansiedad perinatales. Éste puede ser un tema difícil de tratar porque ninguna mujer quiere imaginar que eso le pueda pasar a ella, lo que hace que sea aún más importante que usted inicie esta conversación.

Si usted conoce algún profesional especializado en este campo, invítelo a dar una charla en su clase. También puede presentar el tema informalmente, de la misma manera en la que comenzaría a hablar sobre cualquier otra experiencia común durante el embarazo o el posparto. Puede mostrar el DVD de 13 minutos de

Postpartum Support International, *Madre Saludable, Familia Feliz* (postpartum.net).

Usted puede suponer que algunas participantes de su clase ya están sufriendo y corren el riesgo de padecer un trastorno del ánimo o de ansiedad perinatal. Los participantes de su clase no siempre tomarán la iniciativa de hablar del tema. Por eso es importante que lo haga usted. Dar información no implica ningún riesgo; pero no hacerlo implica un gran peligro. Es posible que la pareja preste atención a esta información aunque la futura mamá no lo haga. A menudo es el cónyuge el que reconoce los síntomas y se da cuenta de que su esposa puede necesitar ayuda.

Comparta la información de la sección de Recursos, así como el nombre y número de teléfono de un profesional capacitado en trastornos del ánimo y de ansiedad perinatales.

Si realiza una reunión posparto con los participantes de su clase, pregunte sobre sus sentimientos con respecto a los desafíos y las alegrías de ser padres. Llame a todos los participantes que no asistieron a la reunión posparto. Es posible que estén atravesando dificultades y hayan querido evitar una situación incómoda.

Líderes de grupos para padres

Si su grupo está integrado por diez mujeres, recuerde que, estadísticamente, al menos una podría padecer un trastorno del ánimo o de ansiedad perinatal. Es poco probable que esta mujer se anime a hablar de cómo se siente, porque probablemente sienta culpa y vergüenza. Esta mujer necesita que alguien plantee el tema y le dé permiso para expresar lo que realmente siente. Si la pareja está presente, pregúntele también cómo está. Los papás/las parejas pueden tener un trastorno del ánimo o de ansiedad preexistente. El estrés de un embarazo también puede empeorar los síntomas en los papás/parejas. Por eso, también necesitan y merecen apoyo.

Aliente la conversación acerca de los sentimientos normales que acompañan el proceso de acostumbrarse a ser padres y acerca de la relación con una misma, con la pareja, con el bebé, con los amigos y con la familia. No será muy difícil incorporar algunos datos acerca de cambios en el estado de ánimo y comportamientos que van más allá del proceso de adaptación normal.

Con cada nuevo grupo, asegúrese de que el tema se trate sin juzgar a nadie. Si lo prefiere, puede invitar a un profesional con experiencia en este asunto para llevar adelante una charla. Además, use la información de la sección de Recursos y ponga a disposición del grupo los nombres y números de teléfono de profesionales locales con capacitación en trastornos del ánimo y de ansiedad perinatales. Puede mostrar el DVD de 13 minutos de Postpartum Support International, *Madre Saludable, Familia Feliz.*

Otros profesionales

Existen muchos otros profesionales muy importantes en la vida de las mujeres embarazadas y las mujeres que acaban de tener bebés. Los quinesiólogos y los instructores de gimnasia prenatal y posparto, por ejemplo, deben mencionar la posibilidad de que la mujer padezca trastornos del ánimo y de ansiedad. Es posible que estos profesionales estén trabajando en forma cotidiana con mujeres que sufren estos trastornos. Recuerde tener disponible la información de la sección de Recursos para brindar apoyo a las mujeres con las que trabaja, ya sea antes o después del parto.

Siete
Tratamiento

¿Por qué es necesario el tratamiento?

La ciencia evoluciona y cambia nuestras creencias y puntos de vista. La gente solía creer que el mundo era plano y que los bebés debían dormir boca abajo. Ahora sabemos que el mundo en realidad es redondo y que poner a los bebés a dormir boca arriba reduce el riesgo de síndrome de muerte súbita del lactante (SIDS, por sus siglas en inglés). También hemos aprendido cosas nuevas gracias a las investigaciones sobre trastornos del ánimo y de ansiedad perinatales. En el pasado, se pensaba que estas enfermedades no existían; o si existían, las mujeres no requerían tratamiento. Se pensaba que las mujeres debían simplemente atravesar el mal rato y esperar a recuperarse por sí solas. Ahora sabemos lo errónea que era esa forma de pensar. Una enfermedad no tratada durante el embarazo probablemente provocará una enfermedad después del parto y afectará negativamente a todas las personas involucradas. Los trastornos del ánimo y de ansiedad no tratados pueden desaparecer (o no) después de un tiempo, pero aumentan la probabilidad de que se produzca otro episodio más adelante en la vida. La mayoría de las personas, si reciben un diagnóstico de diabetes o cáncer, buscarían recibir tratamiento inmediatamente. Las enfermedades perinatales no son diferentes: requieren atención y tratamiento. El cerebro es tan importante como cualquier otra parte del cuerpo.

Los trastornos del ánimo y de ansiedad no tratados durante el embarazo están asociados con (Meltzer-Brody, 2014):

- Automedicación con remedios de venta libre potencialmente peligrosos; uso de tabaco (20%), alcohol (19%) o drogas (6%)
- Mala nutrición y falta de cuidado personal
- Cambios en el apetito y aumento o pérdida de peso anormal

- Pobre crecimiento fetal y bajo peso al nacer
- Nacimiento prematuro
- Bebés que lloran más y son más difíciles de tranquilizar y calmar
- Problemas de conducta en niños en edad preescolar
- Retrasos en el desarrollo de los niños pequeños
- Comportamiento antisocial, agresivo y violento en los adolescentes

Los trastornos del ánimo y de ansiedad no tratados durante el período posparto están asociados con:

- Bebés cuyas ondas cerebrales muestran depresión
- Dificultad para establecer un vínculo con el bebé
- Bebés que lloran más
- Niños con pobre desarrollo cognitivo y del lenguaje y peor preparados para la escuela
- Mayor probabilidad de no usar asientos para bebés en los automóviles y mayor severidad en la disciplina.
- Menor probabilidad de comenzar a alimentar al bebé con leche materna y menor probabilidad de continuar haciéndolo
- Niños 50% más propensos a sufrir ansiedad o depresión cuando se convierten en adolescentes

Cuando los papás tienen depresión:

Según un estudio realizado por Ramchandani en 2008, se detectaron problemas en niños y niñas a los 3 años y medio, más en los niños que en las niñas. A los 4 años, los niños cuyos papás sufrían de depresión grave tenían una probabilidad más alta de haber recibido tratamiento profesional por problemas del habla o del lenguaje y problemas de conducta. Existe una relación significativa entre la depresión en los papás y los trastornos psiquiátricos en los niños siete años más tarde, en particular problemas de conducta disruptiva en los varones.

Se ha demostrado también que tratar la depresión o la ansiedad en los padres no siempre es suficiente para reparar las alteraciones en el vínculo y la relación entre madre y bebé o madre e hijo. Se debe prestar atención especial a estas relaciones durante el proceso de recuperación. Se ha demostrado que las actividades que implican contacto físico, como el masaje infantil, pueden ser útiles. Los profesionales que trabajan en este campo incluyen psicólogos especializados en el desarrollo y especialistas en salud mental infantil.

Los trastorno no tratados afectan a toda la familia. ¡Usted necesita y se merece estar bien!

Investigación

La investigación no siempre cuenta toda la historia. Existen muchos desafíos cuando se trata de entender los resultados de investigaciones. Estas son algunas preguntas que puede hacerse:

¿Donde obtuvo la información?

Internet a menudo no es una fuente confiable. Los foros y blogs frecuentemente interpretan de manera incorrecta los estudios científicos (recomendamos los que se enumeran en la sección Recursos). A menudo contienen historias personales de individuos. Incluso las fuentes de noticias más respetadas suelen distorsionar las conclusiones científicas para crear encabezados que llaman la atención.

¿Cuántas personas participaron del estudio?

Cuanto menor es la población estudiada, menos significativo es el resultado. Los estudios de mayor valor son aquellos que tienen miles de participantes, o los que repiten los resultados de un estudio más pequeño.

¿Qué se midió o estudió? ¿Cómo se midió?

Por ejemplo, hay muchos estudios sobre los efectos de la medicación sobre el feto. Algunos estudios basan los resultados en la cantidad de medicamentos recetados y luego observan a los bebés. ¿Cuál es el problema? Contar con una receta médica, e incluso haber comprado el medicamento, no significa que la mujer lo haya tomado. Incluso si tomó el medicamento, puede haber tomado una dosis distinta de la recetada o la necesaria para tratar la depresión o ansiedad.

Muchos estudios que analizaron el impacto de los medicamentos en el feto no tomaron en cuenta otros factores importantes que pueden afectar los resultados, como el uso de cigarrillos, drogas o alcohol, la mala alimentación, o los efectos de la depresión o la ansiedad si la mujer tomó una dosis insuficiente del medicamento. También es importante tomar en consideración el riesgo genético cuando se estudia, por ejemplo, el autismo.

Nuestro objetivo es explicar y resumir los mejores estudios para ayudarle a tomar las mejores decisiones para usted y su familia.

Prevención

El objetivo principal es, por supuesto, la prevención de los trastorno del ánimo y de ansiedad perinatales. Las investigaciones están comenzando a evaluar métodos preventivos, principalmente terapia y programas educativos (O'Connor, 2019). En el caso de mujeres con mayor riesgo de padecer un trastorno del ánimo o de ansiedad perinatal, las intervenciones han reducido exitosamente la probabilidad o la gravedad de la enfermedad. Las mujeres estudiadas han tenido antecedentes de depresión, abuso, embarazo no planificado, eventos estresantes de la vida, violencia de pareja y complicaciones durante el embarazo. A continuación se ofrece parte de la mejor información actualmente disponible.

En un estudio canadiense, se ofreció a mujeres con alto riesgo de depresión posparto una estadía más larga en el hospital (hasta 5 días) en una habitación privada. De noche, los bebés dormían en la sala de recién nacidos para que las mamás pudieran dormir sin interrupciones. Además, las mamas se reunieron con un integrante del personal de la Women's Health Concerns Clinic (Clínica de inquietudes de salud de las mujeres) de Canadá durante la estadía. Este estudio destacó la importancia del sueño ininterrumpido y el apoyo, ya que estas mujeres tuvieron una incidencia más baja de depresión posparto y la depresión fue menos grave entre las mujeres que sí la padecieron. (Ross, 2005).

Existen también algunos estudios que demuestran que la psicoterapia, ya sea en línea, en persona o en grupos, puede ser eficaz como método preventivo. La participación en grupos de psicoterapia interpersonal, de terapia cognitiva-conductual y grupos psicoeducativos durante el embarazo puede reducir la aparición de depresión y ansiedad posparto (Werner, 2015). Un programa de Internet para la prevención de la depresión posparto ofrecido en inglés y en español también resultó efectivo (Barrera, 2015).

La terapia cognitiva basada en la atención plena (MBCT, por sus siglas en inglés) ha arrojado pruebas sólidas de eficacia en la prevención de recaídas y recurrencia de la depresión en la población general. También ha habido resultados positivos cuando se adapta para la depresión perinatal.

¿Qué se sabe sobre la medicación? En un estudio se determinó que las mujeres con alto riesgo de trastornos del ánimo y de ansiedad perinatales que empezaban a tomar Zoloft (sertralina) dentro de las 15 horas posteriores al parto presentaban una reducción significativa en la incidencia de la depresión posparto (Wisner, 2004).

Un estudio en mujeres chinas arrojó que las que tomaron suplementos de ácido fólico durante al menos 6 meses de embarazo tuvieron tasas más bajas de depresión posparto (Yan, 2017).

En un estudio pequeño pero alentador en los Estados Unidos, se demostró que un suplemento que contenía L-metilfolato y ácido fólico prevenía y trataba la depresión en mujeres que planeaban concebir o que ya estaban embarazadas. EnbraceHR es una vitamina prenatal recetada para todas las mujeres, incluso aquellas con MTHFR (un gen que dificulta la metabolización del ácido fólico o el folato) (Freeman, 2019).

Todas las madres que están por tener hijos deben tener un plan de bienestar, ya que todas las madres necesitan cuidado y apoyo.

Esto no es un lujo, ¡es una necesidad! Si una mujer tiene un riesgo alto, debería consultar antes del embarazo a un psicoterapeuta con experiencia en trastornos perinatales para crear un plan de bienestar prenatal y posparto. Algunas áreas cubiertas por el plan pueden ser: visitas de seguimiento con otros profesionales como psiquiatra y nutricionista, plan para horarios de dormir (para garantizar períodos de sueño ininterrumpido), plan de comidas (quién va a hacer las compras y cocinar) y plan de recreos para que la mamá tenga períodos de descanso sin el bebé durante la semana. Si se presenta un trastorno perinatal, habrá un plan de bienestar establecido para apoyar a la madre y facilitar la recuperación.

La información y la educación son componentes esenciales del tratamiento. A veces eso es todo lo que una mujer necesita para recuperarse. La mujer debe saber que su enfermedad tiene un nombre y que es tratable.

Psicoterapia

La psicoterapia es terapia que utiliza conversación. Un proveedor de atención de la salud mental perinatal es un profesional con capacitación específica en temas relacionados con el estado de ánimo durante el embarazo y el periodo posparto, y con los trastornos del ánimo y de ansiedad perinatales. La capacitación en depresión y ansiedad general no es suficiente para calificar al proveedor para tratar el conjunto único de problemas relacionados con los trastornos del ánimo y de ansiedad perinatales. La psicoeducación es una parte importante de la terapia perinatal. La psicoeducación incluye ofrecer información y explicar temas relacionados con los trastornos perinatales y las opciones de tratamiento. Un psicoterapeuta debe estar familiarizado con los recursos locales, así como los recursos confiables disponibles en línea y en formato impreso. La psicoterapia puede usarse solo con la mujer, con la pareja, con integrantes de la familia o en grupo.

El tratamiento de trastornos durante el embarazo y el período postparto incluye la gestión de crisis. Los tratamientos que han resultado más efectivos para el tratamiento específico de trastornos del ánimo y de ansiedad perinatales consisten en psicoterapia breve o a corto plazo centrada en reducir los síntomas y mejorar el funcionamiento. Éste no es el momento para terapia psicodinámica o psicoanalítica a largo plazo.

Se han estudiado dos tipos o modelos de psicoterapia que han demostrado ser eficaces para la prevención y el tratamiento de los trastornos del ánimo y de ansiedad perinatales. Estos modelos se llaman Psicoterapia Interpersonal (IPT, por sus siglas en inglés) (Sockol, 2018) y Terapia Cognitiva-Conductual (CBT, por sus siglas en inglés) (Stamou, 2018). En ambos modelos, el terapeuta desempeña un papel activo: facilita y dirige la discusión y enseña habilidades de resolución de problemas. La psicoterapia ha demostrado tener un impacto positivo y duradero.

El modelo de Psicoterapia Interpersonal (IPT) ayuda a los pacientes a afrontar cambios de roles, transiciones y conflictos, pérdidas y duelo, y a desarrollar habilidades interpersonales, y también brinda acceso a recursos de apoyo.

La Terapia Cognitivo-Conductual ayuda a controlar y cambiar el pensamiento y la conducta a través de la educación y el desarrollo de habilidades. Este tipo de terapia ayuda a los pacientes a desarrollar nuevas formas de evaluar experiencias de vida, y enseña herramientas prácticas que se pueden utilizar inmediatamente.

Ambos modelos se centran en las fortalezas de los pacientes. Cuando una mujer es incapaz de procesar o aplicar estrategias psicoterapéuticas, a menudo se recomienda añadir medicación o tratamientos alternativos.

Apoyo social

Un buen apoyo social consiste en escuchar, responder y brindar información sin juzgar. Crea un entorno en el que las mujeres pueden ver que no están solas y que no tienen la culpa. A veces incluye mujeres especialmente capacitadas que han superado trastornos del ánimo y de ansiedad perinatales. El apoyo social puede ser tanto apoyo emocional como apoyo físico práctico (cuidado de niños, limpieza de la casa y traer comidas). Las redes de apoyo incluyen grupos de apoyo, líneas telefónicas de ayuda, visitadores, listas de correo electrónico y grupos en línea, comunidades religiosas o espirituales, y familiares y amigos.

Numerosos estudios han demostrado que una variedad de modelos de apoyo social son efectivos en la prevención y recuperación de trastornos del ánimo y de ansiedad perinatales (Dennis, 2007, 2013). Comuníquese con Postpartum Support International (ver la sección Recursos) para recibir asistencia para encontrar apoyo social.

Medicina complementaria y alternativa (CAM, por sus siglas en inglés)

Actualmente se están llevando a cabo estudios sobre tratamientos durante el embarazo y el posparto que no requieren medicamentos recetados. Los tratamientos *complementarios* son aquellos utilizados además del tratamiento o los tratamientos elegidos. Los tratamientos *alternativos* se usan en lugar de medicación.

Como siempre, tener un diagnóstico correcto es esencial antes de iniciar cualquier tipo de tratamiento complementario o alternativo. Por ejemplo, al igual que los antidepresivos, SAMe, la hierba de San Juan y la terapia de luz pueden provocar hipomanía o manía en mujeres que padecen trastorno bipolar. *Natural* no necesariamente significa "seguro". Asegúrese de hablar con su médico antes de tomar suplementos o usar cualquiera de estos tratamientos.

De eficacia y seguridad comprobadas

Masaje y yoga

Están comenzando a darse a conocer los hallazgos sobre el efecto terapéutico del masaje infantil para padres y bebés (Dehkordi, 2019; Rominov, 2016) y yoga prenatal (Battle, 2015).

Fototerapia (luz matutina)

La fototerapia (con luz natural o con luces especiales) ya se está utilizando como tratamiento complementario o alternativo (Crowley, 2012).

Fototerapia (luz nocturna)

Investigadores de John Carroll University desarrollaron lentes especiales que en estudios doble ciego han demostrado que ayudan naturalmente a dormir por la noche y minimizar el trastorno bipolar y la depresión durante el embarazo y el posparto. Cuando los futuros padres y los nuevos padres necesitan levantarse durante la noche, exponer los ojos a la luz puede interrumpir el flujo de melatonina, la hormona del sueño. También puede alterar el ritmo circadiano, el "reloj interno". En las noches posteriores, la melatonina puede no fluir a la hora normal, lo que dificulta conciliar el sueño. Con el tiempo, la interrupción del ritmo circadiano más la falta de sueño puede provocar depresión. Puede encontrar estas bombillas y estos lentes además de las investigaciones en LowBlueLights.com. Al igual que con las cajas de luz, que no son todas iguales, no se fíe de cualquier lente, ya que no todos son efectivos. Utilice productos respaldados por la ciencia.

Omega 3

También parece haber evidencia prometedora acerca de la eficacia del uso de ácidos grasos esenciales Omega 3 para la prevención y el tratamiento de la depresión y la ansiedad posparto. La American Psychiatric Association recomienda que los pacientes con trastornos del ánimo tomen 1 gramo de EPA (ácido eicosapentaenoico) más DHA (ácido docosahexaenoico) por día. Lea cuidadosamente las etiquetas para asegurarse de que el producto contenga tanto EPA como DHA. Estos Omega-3 se encuentran en el aceite de pescado y son diferentes de los Omega-3 de origen vegetal. Los Omega-3 se recomiendan como tratamiento complementario. Si usted toma Omega-3 durante la lactancia, también puede mejorar el desarrollo neurológico del bebé (estos ácidos "lipofílicos" se agregan actualmente a muchos tipos de fórmula).

TMS

La estimulación magnética repetitiva transcraneal (TMS, por sus siglas en inglés) utiliza estimulación cerebral no invasiva y ha tenido resultados prometedores en el tratamiento de trastornos depresivos mayores. La terapia TMS está aprobada en los Estados Unidos por la FDA para el tratamiento del trastorno depresivo mayor en adultos, y se han realizado algunos estudios pequeños con mujeres embarazadas deprimidas. La depresión se redujo significativamente dentro de las tres semanas posteriores al tratamiento y no se observaron efectos nocivos en las mamás o los bebés. La terapia TMS puede ser una terapia eficaz para las mujeres que optan por no tomar medicación.

Acupuntura

Según un estudio en Stanford University, la acupuntura es un tratamiento útil para la depresión leve a moderada en el embarazo (Manbur, 2010). Algunas compañías de seguros cubren acupuntura.

De eficacia y seguridad no comprobadas

Marihuana

La marihuana (cannabis) es ahora una de las sustancias más utilizadas durante el embarazo en los Estados Unidos y Canadá. Hoy en día, es más accesible y en muchos lugares es legal. La marihuana se detecta en la placenta, en el líquido amniótico y en el feto. Cuando se la utiliza a mediados y en la etapa final del embarazo, está asociada con un crecimiento fetal deficiente. El bajo peso al nacer fue uno de los efectos observados en mujeres que la usaron durante todo el embarazo. Incluso en el caso de marihuana medicinal legal, no existe una dosis "segura" que se haya establecido para uso perinatal. Hay una creciente preocupación por el niño con respecto al desarrollo del cerebro y problemas de comportamiento a largo plazo cuando se produce exposición en el útero (Jaques, 2014; Gunn, 2016; Friedrich, 2017).

El Colegio Americano de Obstetras y Ginecólogos (2017) dice: "Se debe alentar a las mujeres embarazadas o que estén pensando en quedar embarazadas a que dejen de usar marihuana con fines medicinales en favor de una terapia alternativa para la cual hay mejores datos de seguridad específicos para el embarazo. Los efectos del consumo de marihuana pueden ser tan graves como los de fumar cigarrillos o consumir alcohol ".

La marihuana no ha sido bien estudiada en madres que amamantan. Sabemos que se han encontrado rastros de marihuana en la leche materna hasta 6 días después de su uso (Bertrand, 2018), y la cantidad podría ser incluso mayor que la que se encuentra en la sangre de las madres. La exposición a través de la leche materna puede afectar el desarrollo cerebral en niños menores de 1 año.

Si usted utiliza marihuana en forma habitual, le recomendamos que hable con su médico. Considere cuál es el problema que requiere tratamiento y cuál es la forma más segura de tratar ese problema.

Hierbas

Se han realizado muy pocas investigaciones acerca de la seguridad o el efecto de las hierbas durante el embarazo o la lactancia (Deligiannidis, 2014). Las hierbas son remedios poderosos, que a menudo se elaboran con poca o ninguna reglamentación y con poco o ningún control de seguridad. El consumidor no sabe cuál es la calidad o la cantidad del ingrediente activo que está recibiendo en cada dosis. Debido a que no hay ninguna reglamentación gubernamental para las preparaciones de hierbas, los estudios han concluido que las cantidades medidas de los ingredientes activos varían considerablemente con respecto a la cantidad declarada en la etiqueta, del 0% al 109% para las cápsulas, y del 31% al 80% para las tabletas. Esto hace imposible saber qué y cuánto de la hierba está realmente tomando.

Se han hecho muy pocos estudios para determinar la seguridad de la hierba de San Juan (Hypericum perforatum o, en inglés, St. John's wort) durante el embarazo o la lactancia. No hay estudios de investigación que demuestren que la hierba de San Juan sea un tratamiento eficaz para la ansiedad o el trastorno obsesivo compulsivo. La hierba de San Juan interactúa con muchos medicamentos, incluyendo medicamentos para la enfermedad cardíaca, depresión, convulsiones, ciertos cánceres y píldoras anticonceptivas. Esto significa que la hierba de San Juan hace que las píldoras anticonceptivas sean menos eficaces. La hierba de San Juan no debe tomarse con un SSRI porque interactúan con las mismas sustancias químicas del cerebro.

Placenta

Los medios de comunicación han presentado historias de mujeres que aseguran que comer la placenta después del parto previene la melancolía posparto y posiblemente protege contra la depresión y la ansiedad postparto. Comer la placenta ha sido históricamente parte de algunos rituales culturales en todo el mundo. Y, de hecho, algunas especies animales comen la placenta después del parto, pero no sabemos la razón o si este comportamiento conlleva un beneficio para la madre. La mayoría de los estudios presentados por los defensores de la encapsulación placentaria no evalúan la ingesta humana y el estado de ánimo, la energía o los niveles hormonales. En 2017, se publicó un estudio sobre la encapsulación de la placenta y el estado de ánimo posparto (Young, 2017). Desafortunadamente, solo estudiaron a doce mujeres que ingirieron cápsulas de placenta y las compararon con trece mujeres que tomaron cápsulas de placebo (no contenían placenta). No hubo beneficio ni diferencia para las mujeres que tomaron cápsulas de placenta en comparación con las mujeres que tomaron placebos. Recuerde que el 30% de las personas se sienten mejor cuando reciben una sustancia placebo o "pastilla de azúcar".

Medicamentos para los trastornos del ánimo y de ansiedad perinatales

La meta inmediata del tratamiento es aliviar el sufrimiento lo más pronto posible. La medicación debe comenzar con una dosis baja y debe aumentarse lo más rápidamente posible a la dosis efectiva para esa mujer. Una dosis demasiado baja puede causar problemas crónicos y sufrimiento y aumenta el riesgo de recaída. Se ha demostrado repetidamente que seguir tomando medicamentos durante el embarazo en el caso de mujeres con trastornos del estado de ánimo reduce significativamente el riesgo de recurrencia (Stevens, 2019).

Lo que se incluye a continuación son sólo recomendaciones. Todo tratamiento debe ser individualizado. Para el control de la medicación, recomendamos que la paciente sea atendida por un psiquiatra con experiencia en el tratamiento de enfermedades perinatales. Sin importar qué tratamientos elegir, el seguimiento debe ser hecho por un profesional con experiencia. ¡Sea persistente! Si un médico o proveedor, o un medicamento o tratamiento no funciona o no parece ser una buena opción para usted, pruebe otro. El objetivo es que usted se vuelva a sentir como sí misma. Sentirse "más o menos" o "mejor" no es suficiente.

Los medicamentos que más preocupan durante el embarazo son los medicamentos antiepilépticos utilizados para la estabilización del estado de ánimo. Se sabe que Depakote (ácido valproico) y Tegretol (carbamacepina) causan defectos de nacimiento y problemas de coeficiente intelectual (Andrade, 2018). Si una mujer que toma medicamentos descubre que está embarazada, el feto ya ha estado expuesto, y el riesgo de enfermedad debido al cambio de medicamentos es alto. Para cada mujer, los riesgos de los medicamentos siempre deben ser evaluados tomando en cuenta los riesgos a largo plazo de la enfermedad: en la madre, el feto, el bebé y la familia.

Se han llevado a cabo bastantes estudios de investigación con respecto al uso y la efectividad, durante el embarazo y la lactancia, de determinados medicamentos de venta bajo receta que podrían ayudar a combatir eficazmente los trastornos del ánimo y de ansiedad perinatales. Estos medicamentos recetados son regulados en los Estados Unidos por la Administración de Drogas y Alimentos (FDA, por sus siglas en inglés) para asegurarse de que no contienen contaminantes y que la dosis es realmente la dosis indicada.

Durante muchos años, la FDA utilizó una escala confusa y engañosa para clasificar los medicamentos de acuerdo con su seguridad durante el embarazo. Las viejas categorías utilizaban un sistema de clasificación que asignaba los medicamentos a las categorías A, B, C, D o X. Por ejemplo, los medicamentos menos estudiados a menudo se clasificaban como más seguros, mientras que los medicamentos más estudiados a veces se clasificaban como menos seguros, sin importar el resultado de los estudios. A partir de junio de 2015, ese viejo sistema ha sido descartado y reemplazado por un etiquetado más informativo sobre la seguridad de los medicamentos usados durante el embarazo y la lactancia.

Embarazo y medicamentos

Para muchas mujeres, la psicoterapia es suficiente. Otras, sin embargo, requieren medicación para reducir síntomas graves de depresión y ansiedad. No hay un mayor riesgo de aborto espontáneo o defectos de nacimiento si se toman antidepresivos durante el embarazo, incluso en el primer trimestre (Kjaersgaard, 2013). La depresión durante el embarazo también aumenta el riesgo de que la madre padezca depresión posparto, y también puede aumentar el riesgo de que el bebe padezca de retrasos en el desarrollo.

La forma de pensar acerca del uso de medicamentos durante el embarazo ha cambiado en los últimos años. Los investigadores, que antes pasaban años investigando los posibles efectos de la medicación en el feto, han cambiado su centro de atención para investigar los efectos nocivos sobre el feto cuando la madre no recibe tratamiento por enfermedades mentales. Estos expertos coinciden en que la depresión y la ansiedad de la madre deben evaluarse y tratarse para maximizar el desenlace positivo para el bebé y la madre. Al evaluar los riesgos de la medicación durante el embarazo, es fundamental recordar que en todos los embarazos normales hay una probabilidad del 3% al 5% de que se produzca un defecto de nacimiento. El embarazo produce cambios en el metabolismo y en el volumen de la sangre; por lo tanto, pueden requerirse dosis más altas de medicamentos para lograr una reducción adecuada de los síntomas. Un estudio concluyó que, para permanecer libres de síntomas, dos tercios de las mujeres requieren un aumento en la dosis a los seis meses y medio de embarazo.

La revista *American Journal of Psychiatry* publicó un artículo que afirmaba que no recetar antidepresivos a una mujer que está deprimida o que corre riesgo de deprimirse otra vez durante el embarazo puede causar más riesgos para la madre y el feto que los riesgos de la exposición a la medicación. La administración de medicamentos para la depresión y los trastornos bipolares durante el embarazo reduce significativamente el riesgo de enfermedad durante el embarazo (Stevens, 2019).

A continuación, presentamos un resumen de los medicamentos recetados usados habitualmente para tratar trastornos del ánimo y de ansiedad perinatales.

Ansiolíticos

Si bien los inhibidores selectivos de la recaptación de la serotonina (SSRI, por sus siglas en inglés) se utilizan a menudo para tratar la ansiedad, el pánico y el trastorno obsesivo compulsivo, a veces puede tomar varias semanas antes de que se note una reducción en los síntomas. Otro grupo de medicamentos, las benzodiacepinas, se utiliza para el alivio inmediato de la ansiedad. Si se los toma a largo plazo y en forma habitual, estos medicamentos pueden causar adicción. A menudo observamos que las mujeres tienen tanto miedo de hacerse adictas, que no toman la dosis suficiente para controlar adecuadamente los síntomas. Estos medicamentos pueden usarse para episodios ocasionales de ansiedad. A veces se utilizan con los SSRI para mantener la ansiedad bajo control, generalmente a corto plazo. El alprazolam (Xanax) y el lorazepam (Ativan) son de acción más corta (fuera de su sistema más rápido), mientras que el diazepam (Valium) y el clonazepam (Klonopin, Rivotril) son de acción más prolongada.

La literatura con respecto a medicamentos ansiolíticos (*benzodiacepinas*) durante el embarazo es limitada. Durante muchos años, existía la preocupación de que la exposición a las benzodiacepinas podía aumentar el riesgo de defectos congénitos, especialmente labio leporino y paladar hendido. Actualmente, existe evidencia limitada de que la misma ansiedad maternal puede contribuir a la aparición de estos defectos congénitos. Las nuevas investigaciones sugieren que el riesgo de defectos congénitos durante el primer trimestre es muy bajo, y estos medicamentos pueden usarse sin preocupación por defectos congénitos en el segundo y tercer trimestre (Enato, 2011). Los niños nacidos de mujeres que toman altas dosis al final del embarazo pueden experimentar algunos problemas temporales. Sin embargo, las mujeres que padecen trastornos de ansiedad o pánico deben recibir tratamiento. Se recomienda usar la dosis mínima eficaz durante el período de tiempo más corto posible.

Antidepresivos

Como recibimos tantas preguntas sobre antidepresivos por parte de nuestras pacientes embarazadas (o de mujeres que toman medicación y están pensando en quedar embarazadas otra vez), a continuación respondemos algunas de las inquietudes principales. Debido a que los nombres comerciales de los medicamentos pueden variar de un país a otro, incluimos tanto la marca como el nombre genérico de cada medicamento.

¿Los antidepresivos causan aborto espontáneo?

En un estudio en el que se analizaron 735 estudios, se concluyó que el riesgo de aborto espontáneo en mujeres deprimidas era igual al riesgo entre mujeres que tomaban medicación contra la depresión (Kjaersgaard, 2013). Los estudios de medicamentos antidepresivos han revelado que los inhibidores de la recaptación de serotonina (SSRI, por sus siglas en inglés) y los antidepresivos tricíclicos (TCA, por sus siglas en inglés) no aumentan el riesgo de aborto espontáneo.

¿Los antidepresivos pueden causar parto prematuro?

Un estudio en el que se analizaron muchos estudios encontró diferencias no significativas en las tasas de parto prematuro al comparar mujeres medicadas con antidepresivos y mujeres deprimidas que no tomaban medicación (Mitchell, 2018).

¿Los antidepresivos provocan defectos congénitos?

En todos los partos, haya o haya habido medicación. existe una probabilidad de defectos congénitos del 1 a 3 por ciento. En estudios grandes realizados en 2013, se estudiaron los antidepresivos bupropion (Wellbutrin), citalopram (Celexa), fluoxetina (Prozac), paroxetina (Paxil), escitalopram (Lexapro) mirtazapina (Remeron), sertralina (Zoloft), venlafaxina (Effexor), fluvoxamina (Luvox) y nefazadone (Serzone). Se concluyó que el uso de antidepresivos, incluso durante el primer trimestre, no está asociado con un mayor riesgo de defectos congénitos (Gao, 2018; Tak, 2017). Hay también una cantidad creciente de estudios de investigación sobre la seguridad de la duloxetina (Cymbalta) y la venlafaxina (Effexor) (Lassen, 2016).

¿Existe una relación entre los antidepresivos y la hipertensión pulmonar persistente del recién nacido?

La hipertensión pulmonar persistente del recién nacido (PPHN, por sus siglas en inglés) ocurre en aproximadamente el 0.1% de todos los recién nacidos. Es muy poco común, pero grave. Existe un riesgo ligeramente mayor (Ornoy, 2017). Es importante recordar que muchos de los factores de riesgo conocidos de la hipertensión pulmonar persistente, como obesidad, tabaquismo, embarazos más cortos y cesárea, se observan más comúnmente en mujeres deprimidas.

¿Los antidepresivos causan mala adaptación neonatal o abstinencia?

Esto se refiere a los síntomas (a menudo problemas de respiración y temblores) que a veces se observan en los recién nacidos cuyas madres están medicadas durante el último trimestre del embarazo. No está claro si esto es causado por demasiada serotonina (un químico del cerebro) en el bebé o por abstinencia de la medicación. Las tasas registradas varían del 10% a, al 30% y los síntomas parecen ser más comunes en mujeres que toman paroxetina (Paxil). Los síntomas comienzan en los primeros días de vida y generalmente desaparecen en un período de 3–5 días. Un informe conjunto de la American Psychiatric Association y el American College of Obstetricians and Gynecologists explica que interrumpir la medicación para evitar los síntomas en el recién nacido puede conducir a la recaída en la madre. *Se trata de un síndrome leve que en general no requiere tratamiento. Se va solo. Interrumpir la medicación en el último trimestre aumenta el riesgo de depresión en el final del embarazo y durante el período postparto.*

¿Los antidepresivos causan autismo?

No. Varios estudios grandes han demostrado que los antidepresivos no causan autismo (Yamamoto-Saskai, 2019; Janecka, 2018).

¿Se han detectado problemas en niños mayores expuestos a antidepresivos durante el embarazo?

En un estudio de niños evaluados a los 3 y a los 7 años, las pruebas de coeficiente intelectual y de desarrollo dieron resultados normales. Esto incluyó exposición durante el primer trimestre.Se observó una relación entre la severidad de la depresión materna durante el embarazo y los problemas de comportamiento de los niños. El coeficiente intelectual de la madre y el sexo del niño permitían predecir el coeficiente intelectual del niño. El uso de antidepresivos y la dosis o duración de la medicación no fueron predictores de problemas cognitivos o de comportamiento. Otro estudio realizado con niños de 4 a 5 años de edad no detectó ninguna relación entre el uso de antidepresivos antes del nacimiento y problemas emocionales o de comportamiento durante la niñez temprana. En una conferencia de las Sociedades Académicas Pediátricas en 2018, se presentó un estudio que evaluó la exposición prenatal a los SSRI y las habilidades de pensamiento y atención en niños de 12 años. El estudio arrojó que los niños que estuvieron expuestos a medicación se desempeñaban mejor con las habilidades relacionadas con el rendimiento escolar y más tarde el rendimiento laboral. Estas habilidades incluían la resolución creativa de problemas, la capacidad de concentrarse, la atención y el autocontrol.

Sabemos que las enfermedades no tratadas en los padres pueden causar problemas emocionales y de comportamiento a largo plazo en los niños (Gutiérrez-Galve, 2018). Si está tomando un antidepresivo, recuerde que dejar de tomarlo antes del parto, un momento en el que el riesgo de padecer depresión y ansiedad es alto, puede aumentar significativamente el riesgo de enfermedad. Hable con alguien que esté informado acerca de las investigaciones antes de hacer cambios en su medicación. Además, investigadores de renombre sostienen que no hay ninguna razón para cambiar de un medicamento antidepresivo a otro. Use uno que funcione y dé resultados rápidos.

Un desarrollo muy importante se produjo el 19 de marzo de 2019 cuando la Administración de Drogas y Alimentos de los Estados Unidos (FDA) aprobó un medicamento llamado Zulresso (brexanolona). Es el único medicamento diseñado específicamente para tratar la depresión posparto. En este momento requiere una infusión intravenosa de tres días. En el estudio, las mujeres que sufrían de depresión posparto moderada a severa sintieron un alivio significativo en los síntomas en 24 a 48 horas. Actualmente, la compañía que fabrica Zulresso se encuentra en la fase de prueba de una formulación de píldora oral.

Antipsicóticos

A estos fármacos también se los llama *tranquilizantes mayores o neurolépticos*. Los antipsicóticos de alta potencia como el haloperidol (Haldol) se han recomendado en el pasado para uso durante el embarazo en lugar de antipsicóticos de baja potencia o antipsicóticos atípicos. Estos medicamentos antipsicóticos atípicos se utilizan para tratar la esquizofrenia, el trastorno bipolar, la depresión mayor, el trastorno por estrés postraumático y los trastornos de ansiedad. La exposición a estos medicamentos no está asociada con el riesgo de bebés más grandes de lo normal, muerte fetal y aborto espontáneo; sin embargo, estos medicamentos están asociados con un aumento muy pequeño del riesgo de problemas obstétricos y neonatales. Aún no está claro si el mayor riesgo se debe a las medicaciones o la enfermedad subyacente. El aripiprazol (Abilify), la olanzapina (Zyprexa) y la quetiapina (Seroquel) no están asociados con un mayor riesgo de defectos de nacimiento importantes. Existe un pequeño aumento en el riesgo de malformaciones con la risperidona (Risperdal) (Damkier, 2018).

Si usted está en los Estados Unidos y está pensando en tomar uno de estos medicamentos durante el embarazo, por favor regístrese en el National Pregnancy Registry for Atypical Antipsychotics (Registro Nacional de Antipsicóticos Atípicos durante el Embarazo). Esto permitirá reunir información sobre la atención de mujeres medicadas con este tipo de medicamentos que quieren quedar embarazadas o están embarazadas. Consulte el sitio womensmentalhealth.org/clinical-and-research-programs/pregnancyregistry/.

Terapia electroconvulsiva (ECT)

La terapia electroconvulsiva (ECT, por las siglas en inglés) se considera un tratamiento aceptable para casos de depresión o psicosis grave durante el embarazo (Thyen, 2017). También puede ser útil para el tratamiento del trastorno bipolar durante el embarazo. La terapia electroconvulsiva no se utiliza para la ansiedad, el pánico o el trastorno obsesivo-compulsivo durante el embarazo.

Estabilizadores del estado de ánimo

Se recomienda que las mujeres con trastorno bipolar continúen tomando su medicación durante el embarazo, ya que el peligro de recaída es muy alto. En un estudio, el 24% de las mujeres con antecedentes de trastorno bipolar crónico se enfermaron durante el embarazo incluso continuando con la medicación. Por lo tanto, interrumpir la medicación conlleva un riesgo muy alto. Un estudio de mujeres bipolares que suspendieron los estabilizadores del estado de ánimo al quedar embarazadas arrojó que tenían el doble de probabilidades de tener una recaída durante el embarazo. Dentro de los tres meses posteriores, la mitad de las mujeres tuvieron una recaída, y para el sexto mes, aproximadamente el 70% habían tenido una recaída. Recomenzar el tratamiento después de interrumpirlo durante el primer trimestre no contribuye a proteger contra recaídas (Viguera, 2007).

A menudo se utilizan anticonvulsivos (por ejemplo antiepilépticos) como estabilizadores del ánimo en las mujeres con trastorno bipolar. La lamotrigina (Lamictal), un medicamento anticonvulsivo, es actualmente el fármaco antiepiléptico más recomendado para las mujeres embarazadas con episodios depresivos bipolares graves, y también puede ayudar a prevenir la depresión posparto grave (Wesseloo, 2017).

El litio es un medicamento para la manía que se usa para tratar el trastorno bipolar. En el pasado, se creía que el litio conllevaba un pequeño riesgo de un problema cardíaco en el feto llamado anomalía de Ebstein. Las últimas investigaciones muestran que este problema cardíaco está más probablemente relacionado con problemas de salud mental materna que con el litio (Boyle, 2017). No se han informado problemas de neurocomportamiento o de desarrollo en niños expuestos al litio durante el embarazo.

Otros estabilizadores del estado de ánimo, como la carbamacepina (Tegretol) y el ácido valproico (Depakote), aumentan la incidencia de defectos del tubo neural y otros defectos congénitos. En estudios realizados a los 3 años de edad, se detectó un coeficiente intelectual disminuido en niños expuestos a Tegretol durante el embarazo. Debido a esto, a menudo se utiliza una dosis mayor de ácido fólico además de Tegretol o Depakote si se debe seguir administrando uno de estos medicamentos.

Las mujeres que utilizan estos medicamentos deben consultar con un psiquiatra familiarizado con las más recientes investigaciones antes de quedar embarazadas a fin de planificar cómo manejar mejor la enfermedad durante el embarazo.

Medicamentos para dormir

La depresión y la ansiedad pueden causar problemas para dormirse o permanecer dormido. El sueño es una parte esencial del plan de tratamiento. A veces, los medicamentos pueden ser necesarios, especialmente al inicio del tratamiento. Hay varios medicamentos sin receta que se consideran seguros durante el embarazo. Estos son la doxilamina (Unisom) y la difenhidramina (Benadryl).

La trazadona (Deseryl) y la amitriptilina (Elavil) son antidepresivos que tienen un efecto sedante. El zolpidem (Ambien, Nocte) hace efecto más rápidamente y se considera aceptable en el embarazo según el Centro de Riesgo Infantil de la Universidad de Texas. Cuando la ansiedad contribuye a la dificultad para dormir y otros métodos no son eficaces, pueden ser útiles medicamentos ansiolíticos como Ativan o Klonopin o Rivotril (clonazepam).

Posparto

El nacimiento de un bebé puede requerir cambios en la medicación que forma parte del plan de tratamiento de la madre. Si bien el feto en crecimiento está expuesto a dosis más altas de la medicación materna, solo unos pocos medicamentos pueden ser problemáticos para los bebés que toman leche materna. Algunas mujeres pueden elegir reiniciar o iniciar medicación después del nacimiento. La mayoría de los medicamentos se encuentran en niveles bajos en la leche materna y se consideran de muy bajo riesgo para el bebé. No hay un "mejor" medicamento. El medicamento que funciona mejor para la mamá será el mejor para el bebé.

Tiroides

Por lo menos el 10% de las mujeres desarrollará tiroiditis durante el posparto. En las etapas iniciales de la tiroiditis, las mujeres pueden experimentar ansiedad o depresión. A veces, esta condición es temporaria y se resuelve en unos seis meses sin necesidad de medicación. Pero en otros casos puede provocar tiroiditis crónica e hipotiroidismo (tiroiditis de Hashimoto).

Como los trastornos de la tiroides pueden causar depresión y ansiedad, pídale a su médico que haga un análisis de sangre. Se recomienda hacer los análisis correspondientes entre el segundo y el tercer mes del posparto. Se recomienda hacer los siguientes análisis a todas las mujeres con alteraciones del estado de ánimo durante el período posparto: T4 libre, TSH, anti-TPO y antitiroglobulina. Es importante determinar la presencia de anticuerpos antitiroideos (anti-TPO y antitiroglobulina), ya que ha habido casos en los que, si bien los niveles de T4 y TSH se encontraban dentro de los rangos normales, los niveles de anticuerpos antitiroideos estaban elevados. Si los análisis de tiroides presentan resultados anormales, recomendamos derivar a la paciente a un endocrinólogo.

Terapia hormonal

Aún se está evaluando la eficacia de la terapia hormonal para el tratamiento de la depresión posparto. Los estudios con estrógeno parecen ser prometedores para el tratamiento de la depresión posparto y la psicosis posparto. El uso de estrógeno, al igual que el uso de cualquier otro medicamento, presenta algunos riesgos y debe evaluarse caso por caso. Parece que lo que provoca problemas de estado de ánimo en la mayoría de las mujeres durante el período posparto no es un nivel bajo de hormonas, sino la sensibilidad de algunas mujeres a los cambios en los niveles hormonales (Shiller, 2015).

Las mujeres que son sensibles a los cambios hormonales, incluyendo las que padecen de depresión y ansiedad posparto y están tomando anticonceptivos orales, deben tener supervisión profesional para detectar cambios en el estado de ánimo. Las mujeres pueden experimentar menos problemas de estado de ánimo si toman pastillas anticonceptivas monofásicas en lugar de pastillas anticonceptivas trifásicas. Las pastillas monofásicas liberan los mismos niveles de estrógeno y progesterona, mientras que en las pastillas trifásicas los niveles cambian semanalmente.

Las mujeres que tienen antecedentes de ciclotimia (cambio de humor) al tomar anticonceptivos orales deberían considerar formas alternativas de anticoncepción. La progesterona sintética (progestina) incluyendo la "minipíldora" está asociada con un empeoramiento de los síntomas en algunas mujeres. La medroxiprogesterona acetato (Depo-Provera), una inyección de progesterona de acción prolongada, no es una buena opción ya que no hay forma de interrumpir el uso si se agravan los trastornos del ánimo. También ha habido informes de problemas de estado de ánimo después de la inserción de dispositivos intrauterinos (DIU) de progesterona. Estos problemas de ánimo se resuelven rápidamente una vez retirado el DIU. No se recomienda recurrir a la terapia hormonal como único tratamiento para los trastornos psiquiátricos posparto.

Medicamentos

Si usted, o un familiar directo, ha tenido una experiencia positiva con cualquier medicación en particular con el mismo diagnóstico, esa debería ser su primera opción. Se han hecho muy pocos estudios sobre la eficacia de un medicamento en particular en comparación con otro para el tratamiento de la depresión o la ansiedad posparto. Un estudio concluyó que la venlafaxina (Effexor) y otro que la sertralina (Zoloft) son eficaces para el tratamiento de la depresión postparto. En el caso de mujeres que padecen depresión pero no ansiedad, el bupropion (Wellbutrin) parece tener un efecto energizante y también reduce la posibilidad de efectos colaterales sexuales.

En general, no existe un medicamento que sea mejor que otros para el tratamiento de la depresión posparto. El "mejor" para cada mujer es la que funciona para ella. Según nuestra experiencia, todos los SSRI funcionan bien. La química de cada mujer es diferente. Por eso, distintos medicamentos pueden tener distinto efecto en distintas mujeres. Se recomienda comenzar con una dosis baja de SSRI y aumentarla gradualmente hasta alcanzar la respuesta terapéutica adecuada. El tratamiento de la ansiedad, incluido el trastorno obsesivo-compulsivo, generalmente requiere una dosis más alta que la utilizada para tratar la depresión. El objetivo del tratamiento es que la mujer se vuelva a sentir 100% normal. Solo sentirse mejor no es suficiente. El tratamiento con dosis demasiado bajas puede provocar enfermedad crónica y puede aumentar el peligro de una recaída.

Hemos trabajado con muchas pacientes que dicen que, una vez tratadas, se sienten mejor que en años (o mejor que nunca). Estaban ansiosas o deprimidas y no se habían dado cuenta previamente.

Medicamentos y leche materna

Dar leche materna al bebé tiene grandes ventajas para el bebé y la madre. Algunas mujeres pueden sentir que la leche materna es lo único positivo que tienen para ofrecerle al bebé. La mayoría de los medicamentos para la depresión y la ansiedad se encuentran en cantidades muy bajas en la leche materna y en los bebés. Sin embargo, hay algunos medicamentos que no son recomendables o deben utilizarse con precaución.

Ansiolíticos

Para el tratamiento de la ansiedad, el pánico y los trastornos del sueño se pueden usar ocasionalmente, cuando sea necesario, dosis bajas de medicamentos de acción breve como el alpralozam (Xanax) o el lorazepam (Ativan). Un estudio publicado en la revista *Journal of Pediatrics* (Kelly, 2012) concluyó que era aceptable tomar benzodiacepinas (medicamentos ansiolíticos) mientras se alimenta a un bebé con leche materna. No se observaron efectos adversos en los bebés.

Antidepresivos

De los antidepresivos más comunes, la sertralina (Zoloft) y la paroxetina (Paxil) fueron los que se detectaron en cantidades más pequeñas en los lactantes. La fluoxetina (Prozac) y el citalopram (Celexa) se detectaron en cantidades pequeñas en la sangre de los lactantes y no se observaron problemas significativos en los bebés. Se volvió a estudiar a estos bebés a la edad de un año y medio y se observaron desarrollo y coeficiente intelectual normales. En general, se considera que es seguro alimentar al bebé con leche materna mientras la mamá esté tomando antidepresivos. La primera opción para cualquier mujer debe ser el medicamento que le resultó eficaz en el pasado o uno que ha sido usado con éxito por un familiar directo.

Los beneficios de la leche materna son mucho más importantes que los riesgos conocidos de los medicamentos. Estos bebés y niños son normales desde el punto de vista de la conducta y el desarrollo.

Antipsicóticos

A estos fármacos también se los llama *tranquilizantes mayores o neurolépticos*. Se utilizan para tratar psicosis y también se utilizan para tratar a mujeres que sufren de ansiedad severa. También mejoran la eficacia de los SSRI. Los antipsicóticos de alta potencia, como el haloperidol (Haldol), se utilizan en madres que alimentan a sus bebés con leche materna. Se debe observar a los bebés por si presentan somnolencia; sin embargo, no ha habido informes de problemas en los lactantes. Los antipsicóticos atípicos o de "segunda generación" como la olanzapina (Zyprexa), la risperidona (Risperdal) o la quetiapina (Seroquel) se detectan en muy pequeñas cantidades en la leche materna y se consideran compatibles con la lactancia.

Terapia electroconvulsiva (ECT)

La terapia electroconvulsiva se considera un tratamiento aceptable para la depresión severa o la psicosis postparto y no afecta la leche materna. También puede ser útil para el tratamiento del trastorno bipolar durante el posparto. No se utiliza para la ansiedad postparto, el pánico o el trastorno obsesivo compulsivo.

Estabilizadores del estado de ánimo

No existe una determinación sobre la seguridad del uso de la carbamacepina (Tegretol) o el litio durante la lactancia. El uso de valproato (Depakote) se considera seguro. Consulte a su médico. No se detectaron efectos adversos a los 6 años de edad en niños que recibieron leche materna de una madre que tomaba un medicamento antiepiléptico (Meador, 2014).

Medicamentos para dormir

El zolpidem (Ambien, Nocte), el temazepam (Restoril), la trazadona (Deseryl), la nortriptilina (Pamelor) y la amitriptilina (Elavil) se detectan en niveles bajos en la leche materna y se los considera aceptables como medicamentos para ayudar a dormir.

Protocolos médicos

Las directrices en las páginas siguientes sugieren tratamientos basados en los antecedentes de la mujer. Los tratamientos deben seguirse secuencialmente, intentando primero el Tratamiento 1 y pasando al Tratamiento 2 si es necesario.

Aunque los protocolos de tratamiento incluidos a continuación se refieren sólo a la depresión y a la psicosis posparto, también son eficaces para el tratamiento del trastorno obsesivo compulsivo, la ansiedad y el pánico.

La primera opción para el tratamiento del trastorno obsesivo compulsivo, la ansiedad y el pánico suelen ser los SSRI. En el caso de ansiedad y pánico, puede resultar útil usar dosis bajas de ansiolíticos o antipsicóticos a corto plazo. A menudo, se requieren dosis altas de SSRI por períodos de tiempo más largos.

Consulte el Capítulo 7 para determinar qué tratamientos de medicina complementaria y alternativa (CAM, por sus siglas en inglés) podrían ser más efectivos para una situación dada.

PREEMBARAZO		
Antecedentes	Tratamiento 1	Tratamiento 2
Un episodio depresivo mayor si está tomando medicación + asintomática durante 6–12 meses	Reducir gradualmente la medicación (supervisar atentamente para detectar recaídas) + apoyo Considerar el uso de medicina complementaria y alternativa (CAM)	Reanudar la medicación + seguir terapia + apoyo Considerar el uso de medicina complementaria y alternativa (CAM)
Episodios	Continuar la medicación +	Medicación +

previos recurrentes graves	terapia + apoyo Considerar el uso de medicina complementaria y alternativa (CAM)	terapia + apoyo Considerar el uso de medicina complementaria y alternativa (CAM)
Episodio depresivo mayor leve o episodio depresivo mayor grave (primer episodio)	Terapia + apoyo Considerar el uso de medicina complementaria y alternativa (CAM)	Terapia + medicación + apoyo Considerar el uso de medicina complementaria y alternativa (CAM)
Trastorno bipolar	Continuar con litio o lamotrigina (Lamictal) o cambiar a uno de estos si actualmente toma ácido valproico (Depakote) o carbamacepina (Tegretol) + seguimiento psiquiátrico + terapia + apoyo Considerar el uso de medicina complementaria y alternativa (CAM)	Cambiar a antipsicótico de alta potencia + terapia + apoyo Considerar el uso de medicina complementaria y alternativa (CAM)

EMBARAZO (incluso el primer trimestre)		
Antecedentes	Tratamiento 1	Tratamiento 2
Un episodio depresivo mayor leve, actualmente en remisión	Disminuir medicación + terapia + apoyo Considerar el uso de medicina complementaria y alternativa (CAM)	Reanudar medicación + terapia + soporte Considerar el uso de medicina complementaria y alternativa (CAM)
Un episodio depresivo mayor grave, actualmente en remisión	Considerar reducir o mantener medicación + terapia + apoyo Considerar el uso de medicina complementaria y alternativa (CAM)	Medicación + terapia + apoyo Considerar el uso de medicina complementaria y alternativa (CAM)
Trastorno depresivo mayor leve, por primera vez o recurrente	Terapia + apoyo Considerar el uso de medicina complementaria y alternativa (CAM)	Medicación + terapia + apoyo Considerar el uso de medicina complementaria y alternativa (CAM)
Depresión mayor severa	Medicación + terapia + apoyo Considerar el uso de medicina complementaria y alternativa (CAM)	Medicación + terapia + apoyo Considerar terapia electroconvulsiva Considere estimulación magnética repetitiva transcraneal (TMS), medicina complementaria y alternativa (CAM)
Recurrencia o recaída depresiva si se quita la medicación cuando padece un trastorno depresivo mayor leve	Terapia + apoyo Considerar el uso de medicina complementaria y alternativa (CAM)	Medicación + terapia + apoyo Considerar el uso de medicina complementaria y alternativa (CAM)
Psicosis en cualquier trimestre	Hospitalización + medicación + terapia cuando esté estable	Hospitalización Considerar terapia electroconvulsiva

POSPARTO		
Diagnóstico	**Tratamiento 1**	**Tratamiento 2**
Trastorno depresivo mayor leve o moderado / ansiedad	Terapia + apoyo Considerar el uso de medicina complementaria y alternativa (CAM)	Terapia + medicación + apoyo Considerar medicina complementaria y alternativa (CAM), brexanolona
Trastorno depresivo mayor grave / ansiedad	Terapia + SSRI + apoyo Considerar el uso de medicina complementaria y alternativa (CAM)	Considerar la adición de un antipsicótico atípico Considerar medicina complementaria y alternativa (CAM), brexanolona
Psicosis posparto	Hospitalización + medicación + terapia una vez estable	Hospitalización Considerar terapia electroconvulsiva
PREVENCIÓN DE LA DEPRESIÓN POSPARTO EN MUJERES CON ANTECEDENTES DE DEPRESIÓN, ANSIEDAD, OTROS TRASTORNOS DEL ESTADO DE ÁNIMO O DEPRESIÓN POSPARTO PREVIA		
Antecedentes	**Tratamiento 1**	**Tratamiento 2**
Primer embarazo	Reunión con psicoterapeuta cuando se identifica el riesgo (antes del embarazo o durante el embarazo) + psicoeducación para la mujer y su pareja Considerar el uso de medicina complementaria y alternativa (CAM)	Intervención (consultar el protocolo de tratamiento para el embarazo) si presenta síntomas
Depresión/ ansiedad posparto previa	Psicoeducación para la mujer y la pareja lo antes posible + terapia Considerar el uso de medicina complementaria y alternativa (CAM)	Intervención (consultar el protocolo de tratamiento para el embarazo) si presenta síntomas
Psicosis posparto previa	Derivar a psiquiatra perinatal + terapia	Intervención (consultar el protocolo de tratamiento para el embarazo) si presenta síntomas

Recursos

Sitios web y líneas telefónicas de ayuda

Childbirth and Postpartum Professional Association

APP (Action on Postpartum Psychosis)
app-network.org
Información y apoyo para psicosis perinatal.

CAPPA.net
Capacitación para doulas y ayuda para encontrar una doula.

Doulas of North America
dona.org
Organización internacional de doulas sin fines de lucro que se dedica a capacitar a las doulas para que brinden a las mujeres y sus familias apoyo de la calidad y el nivel más altos durante el parto y el período posparto.

InfantRisk Center
infantrisk.org
Sitio web de Thomas Hale de Texas Tech University Health Sciences Center dedicado a los medicamentos durante el embarazo y la lactancia.

Instituto Europeo de Salud Mental Perinatal
saludmentalperinatal.es **(en español)**
Ofrece capacitación en temas relacionados con la salud mental perinatal. Administra el Mamá Importa, un foro de información, apoyo y autoayuda para embarazadas y madres recientes que tengan cualquier tipo de sufrimiento psicológico o trastorno mental que les.

Marcé of North America
http://www.perinatalmentalhealth.com
Rama norteamericana de la International Marcé Society. Conferencia biennial.

The Marcé Society (Sociedad Marcé)
marcesociety.com

La Sociedad Marcé es una organización internacional dedicada a la investigación científica en este campo. Conferencia biennial.

MARES Sociedad Marcé Española
www.sociedadmarce.org **(en español)**
Filial española de la Sociedad Marcé.

Massachusetts General Hospital Center for Women's Mental Health (Centro de salud mental de la mujer)
womensmentalhealth.org
Centro de información dedicado a los asuntos psiquiátricos perinatales y reproductivos.

Materna Salud Mental Perinatal
www.facebook.com/pg/maternasaludmentalperinatal **(en español)**
Grupo argentino dedicado a hacer visibles los problemas de salud mental perinatal.

MotherToBaby
mothertobaby.org/es/
1-866-626-6847
Dedicado a suministrar información empírica a mujeres y al público en general con relación a la exposición a medicamentos y otras sustancias durante el embarazo y la lactancia.

North American Society for Psychosocial OB/GYN (Sociedad Norteamericana de Obstetricia y Ginecología Psicosocial)
naspog.org
La Sociedad Norteamericana de Obstetricia y Ginecología Psicosocial es una asociación de investigadores, médicos, educadores y científicos dedicados a la salud mental y el cuidado de la salud de las mujeres. Conferencias de primer nivel.

Postpartum Support International (PSI)
postpartum.net/en-espanol/ **(en español)**
1-800-944-4PPD (944-4773)
Postpartum Support International se dedica a ayudar a las mujeres que sufren de trastornos del ánimo y de ansiedad perinatales, incluyendo la depresión posparto, que es la principal complicación después del parto. PSI se dedica a educar a familiares y amigos, y a profesionales de la salud. El lema de PSI es: Ustedes no están solas.

Ustedes no son las culpables. Con la ayuda apropiada, ustedes se sentirán bien. PSI ofrece apoyo telefónico y un directorio internacional de miembros. La conferencia anual ofrece capacitación para profesionales de la salud y el público en general. PSI ofrece un programa de capacitación estandarizado de dos días y también programas de capacitación personalizados. *Madre Saludable, Familia Feliz* es un DVD educativo de trece minutos que está disponible en inglés y en español en postpartum.net.

Sitio web de Shoshana Bennett

DrShosh.com

Recursos tales como la película *Dark Side of the Full Moon (El Lado Oscuro de la Luna Llena)*

DarkSideoftheFullMoon.com

PostpartumAction.org

Red Chilena de Salud Mental Perinatal

www.facebook.com/RedChilenaSMP

Agrupación que reúne a profesionales que se dedican a la salud mental perinatal en Chile.

Papás/Parejas posparto

Estos sitios ofrecen apoyo a papás, esposos y parejas.

postpartumdads.org

postpartummen.com

postpartum.net—PSI Chat with an expert for dads (charla mensual para padres con un experto)

Aplicaciones

InfantRisk Center Desarrollada por Thomas Hale (autor de *Medications in Mother's Milk*) Texas Tech University Health Sciences Center

MommyMeds

Desarrollada por Texas Tech University Health Sciences Center

MothertoBaby

Información sobre medicamentos durante el embarazo y la lactancia.

text4baby.org

Ofrece una aplicación gratuita que envía 3 mensajes de texto semanales gratuitos durante el embarazo y hasta cuando el bebé cumple 1 año. Los mensajes son acerca de la salud física y emocional de la mamá y del bebé durante el embarazo y durante el período posparto. .

Libros

Barston, Suzanne. *Bottled Up: How the Way We Feed Babies Has Come to Define Motherhood, and Why It Shouldn't*. Londres, Berkeley, Los Angeles: University of California Press, 2012.

Beck, Cheryl, y Jeanne Driscoll. *Traumatic Childbirth*. New York, NY: Routledge, 2013.

Bennett, Shoshana. *Children of the Depressed: Healing the Childhood Wounds That Come from Growing Up with a Depressed Parent*. Oakland, CA: New Harbinger Publications, 2014.

Bennett, Shoshana. *Postpartum Depression for Dummies*. Indianapolis, IN: Wiley Publishing, Inc., 2007.

Bennett, Shoshana. *Pregnant on Prozac*. Guilford, CT: The Globe Pequot Press, 2009.

Chan, Paul D. *Why Is Mommy Sad? A Child's Guide to Parental Depression*. Laguna Hills, CA: Current Clinical Strategies Publishing, 2006.

Cox John, et al. *Perinatal Mental Health: The Edinburgh Postnatal Depression Scale (EPDS) Manual 2nd Ed*. Londres, Inglaterra: The Royal College of Psychiatrists, 2014.

Davis, Deborah y Maria Stein. *Intensive Parenting: Surviving the Emotional Journey through the NICU*. Golden, CO: Fulcrum Publishing, 2012.

Dunnewold, Ann, y Diane Sanford. *Life Will Never Be the Same: A Real Moms Postpartum Survival Guide*. Dallas, TX: Real Moms Ink LLC, 2010.

Fran, Renee. *What Happened to Mommy?* R. D. Eastman Publishing, 1994. (Puede comprarse en Amazon.com).

García Esteve, Luisa y Manuel Valdés Miyar. *Manual de psiquiatría perinatal: guía para el manejo de los trastornos mentales durante el embarazo, posparto y lactancia.* Ciudad de México, México: Editorial Médica Panamericana, 2016.

Honikman, Jane. *Community Support for New Families, A Guide to Organizing a Postpartum Parent Support Network in Your Community.* Santa Barbara, CA. *Community Support for New Families* es una guía para organizar una red de apoyo posparto para padres en su comunidad. JaneHonikman.com.

Honikman, Jane. *I'm Listening: A Guide to Supporting Postpartum Families.* Santa Barbara, CA. *I'm Listening* enseña cómo ayudar por teléfono a personas que sufren de depresión posparto. JaneHonikman.com.

Karraa, Walker. *Transformed by Postpartum Depression: Women's Stories of Trauma and Growth.* Amarillo, TX: Praeclarus Press, 2014.

Kleiman, Karen, y Amy Wenzel. *Dropping the Baby and Other Scary Thoughts.* New York, NY: Routledge, 2015.

Kleiman, Karen y Molly McIntyre. *Good Moms Have Scary Thoughts: A Healing Guide to the Secret Fears of New Mothers.* Sanger, CA: Familius, 2019.

Kleiman, Karen. *The Art of Holding in Therapy.* New York, NY: Routledge, 2017.

Kleiman, Karen. *The Postpartum Husband.* Philadelphia, PA: Xlibris, 2000.

Kleiman, Karen. *Therapy and the Postpartum Woman.* New York, NY: Routledge, 2009.

Kleiman, Karen. *What Am I Thinking? Having a Baby After Postpartum Depression.* Philadelphia, PA: Xlibris, 2005.

Kleiman, Karen, y Amy Wenzel. *Cognitive Behavioral Therapy for Perinatal Distress.* New York, NY: Routledge, 2014.

Kleiman, Karen, y Amy Wenzel. *Dropping the Baby and Other Scary Thoughts: Breaking the Cycle of Unwanted Thoughts in Motherhood.* New York, NY: Routledge, 2010.

Kleiman, Karen, y Amy Wenzel. *Tokens of Affection: Reclaiming Your Marriage After Postpartum Depression*. New York, NY: Routledge, 2014.

Kleiman, Karen, y Valerie Raskin. *This Isn't What I Expected* [Segunda edición]: *Overcoming Postpartum Depression*. Boston, MA: Da Capo Lifelong Books, 2013.

Maldonado-Durán, J. Martín. *Salud mental perinatal*. Washington, DC. Organización Panamericana de la Salud, 2011.

Nanzer, Nathalie. *La depresión posparto*. Barcelona, España: Editorial Octaedro, 2015. (eBook disponible en casadellibro.com)

Neufeld, Suzannah. *Awake at 3 a.m.: Yoga Therapy for Anxiety and Depression in Pregnancy and Early Motherhood*. Berkeley, Ca. Parallax Press, 2018.

Nicholson, Joanne, et al. *Parenting Well When You're Depressed; A Complete Resource for Maintaining a Healthy Family*. Oakland, CA: New Harbinger Publications, 2001.

O'Reilly, Carla, et al. *The Smiling Mask: Truths about Postpartum Depression and Parenthood*. Regina, SK: To the Core Consulting, 2008.

Poulin, Sandra. *The Mother-to-Mother Postpartum Depression Support Book*. New York, NY: Berkley Trade, 2006.

Robin, Peggy. *Bottlefeeding Without Guilt—A Reassuring Guide for Loving Parents*. New York, NY: Random House, 1995.

Spinelli, Margaret G. *Infanticide: Psychosocial and Legal Perspectives on Mothers Who Kill*. Arlington, VA: American Psychiatric Publishing, 2002.

Thiele, Katia. *Maternidad Tabú*. Barcelona, España: Ediciones Urano, 2011. (eBook disponible en casadellibro.com)

Twomey, Teresa. *Understanding Postpartum Psychosis; A Temporary Madness*. Westport, CT: Praeger Publishers, 2009.

Wiegartz, Pamela, y Kevin Gyoerkoe. *The Pregnancy & Postpartum Anxiety Workbook*. Oakland, CA: New Harbinger Publications, 2009.

Recursos relacionados con la pérdida de bebés

Sitios web

griefwatch.com
handonline.org
missfoundation.org
nationalshare.org
mombaby.org

Libros

Blanford, Cathy. *Something Happened*. Western Springs, IL: Blanford, 2008. somethinghappenedbook.com. Un libro para niños y padres que han sufrido la pérdida de un embarazo.

Cohn, Janice. *Molly's Rosebush*. Park Ridge, IL: Albert Whitman & Company, 1994. Para niños de 4 a 7 años.

Cirulli Lanham, Carol. *Pregnancy After a Loss: A Guide to Pregnancy After a Miscarriage, Stillbirth, or Infant Death*. New York, NY: Berkley Trade, 1999.

Davis, Deborah. *Empty Cradle, Broken Heart, Third Edition: Surviving the Death of Your Baby*. Golden, CO: Fulcrum Publishing, 2016.

Ilse, Sherokee y Tim Nelson. *Couple Communication After a Baby Dies: Differing Perspectives*. Maple Plain, MN: Wintergreen Press, Inc. 2008.

Kluger-Bell, Kim. *Unspeakable Losses: Healing from Miscarriage Abortion, and Other Pregnancy Loss*. New York, NY: HarperCollins Publishers, 2000.

Lothrop, Hannah. *Help, Comfort, and Hope After Losing Your Baby in Pregnancy or the First Year*. Cambridge, MA: Da Capo Press, 2004.

Nelson, Tim. *A Guide for Fathers: When A Baby Dies*. St. Paul, MN: Timothy Nelson. Edición revisada en el 2007.

Wolfelt, Alan. *Healing Your Grieving Heart After Miscarriage: 100 Practical Ideas for Parents and Families*. Buchanan, NY: Companion Press, 2015.

Artículos

Los artículos incluidos en esta sección están dirigidos a profesionales médicos como doctores y enfermeras. Se incluyen en este libro para aquellos lectores que se sientan cómodos con la terminología médica y científica.

Abramowitz, J. A. "Obsessive-Compulsive Symptoms in Pregnancy and the Puerperium: A Review of the Literature". *Anxiety Disorders* 2003; 17:461–478.

American College of Obstetrics and Gynecology Committee Opinion. "Marijuana Use During Pregnancy and Lactation". Oct 2017;722.

Alwan S., et al. "National Birth Defects Prevention, Study. Use of Selective Serotonin-Reuptake Inhibitors in Pregnancy and the Risk of Birth Defects". *New England Journal of Medicine* 2007; 356:2684–2692.

American College of Obstetrics and Gynecology. "Use of Psychiatric Medications During Pregnancy and Lactation". *Boletín de Práctica* Abril de 2008; No. 92.

Anderson, E., y I. Reti. "ECT in Pregnancy: A Review of the Literature from 1941–2007". *Psychosomatic Medicine* 2009; 71:235–242.

Andrade C. *The Journal of Clinical Psychiatry* Diciembre de 2014; 75(12):e1423–7.

Andrade C. "Major Congenital Malformations Associated with Exposure to Antiepilectic Drugs During Pregnancy". *The Journal of Clinical Psychiatry* 2018; 79(4):18f12449.

Appleby, L., et al. "A Controlled Study of Fluoxetine and Cognitive Behavioural Counseling in the Treatment of Postnatal Depression". *British Medical Journal* 1997; 314:932–936.

Barrera, A., et al. "Online prevention of postpartum depression for Spanish- and English-speaking pregnant women: A pilot randomized controlled trial". *Internet Interventions* 2015; 2:257–265.

Battle, C., et al. "Potential for prenatal yoga to serve as an intervention to treat depression during pregnancy". *Womens Health Issues* 2015; 25(2):134-141.

Beck, C. T. "Impact of Birth Trauma on Breastfeeding". *Nursing Research* 2008; 57(4):228–236.

Beck, C. T., y Pec Indman. "The Many Faces of Postpartum Depression". *Journal of Obstetric, Gynecologic, & Neonatal Nursing* 2005; 34:569–576.

Beck, C. T., y R. Gable. "Postpartum Depression Screening Scale (PDSS)". Available through Western Psychological Services 1-800-648–8857.

Bennett, H. A. "Prevalence of Depression During Pregnancy. Systematic Review". *American College of Obstetricians and Gynecologists* Abril de 2004; 103:698–709.

Bennett H. A., et al. "Prevalence of Depression During Pregnancy. Overview of Clinical Factors". *Clinical Drug Investigations* 2004; 24 (3): 157-179.

Bennett, S., et al. "Use of modified spectacles and light bulbs to block blue light at night may prevent postpartum depression". *Medical Hypotheses* Agosto de 2009; 73(2):251–3.

Bergink, V., et al. "Prevention of Postpartum Psychosis and Mania in Women at High Risk". *American Journal of Psychiatry* 2012; 169:609–15.

Berle, J. O., et al. "Neonatal Outcomes in Offspring of Women with Anxiety and Depression During Pregnancy". *Archives of Women's Mental Health* 2005; 8:181–189.

Bodnar, L., and Katherine Wisner. "Nutrition and Depression: Implications for Improving Mental Health Among Childbearing-Aged Women". *Biological Psychiatry* 2005; 58:679–685.

Borja-Hart, N. L., y Jehan Marino. "Role of Omega-3 Fatty Acids for Prevention or Treatment of Perinatal Depression". *Pharmacotherapy* 2010; 30(2):210–216.

Borri, C., et al. "Axis I Psychopathology and Functional Impairment at the Third Month of Pregnancy: Results from the

Perinatal Depression-Research and Screening Unit (PND-ReScU) Study". *The Journal of Clinical Psychiatry* 2008; 69:1617–1624.

Boyd, R. C., et al. "Review of Screening Instruments for Postpartum Depression". *Archives of Women's Mental Health* 2005; 8(3):141–53.

Boyle, B., et al. "The changing epidemiology of Ebstein's anomaly and its relationship with maternal mental health conditions: a European registry-based study". *Cardiology in the Young* Mayo de 2017; 27(4); 677–685.

Brandon, A. R., et al. "Nonpharmacologic Treatments for Depression Related to Reproductive Events". *Current Psychiatry Reports* Octubre de 2014, 16:526.

Brockington, Ian. "Suicide and filicide in postpartum psychosis". *Archives of Women's Mental Health* 2017; 20:63–69.

Byatt N., et al. "Antidepressant Use in Pregnancy: a Critical Review Focused on Risks and Controversies". *Acta Psychiatrica Scandinavica* 2013; 127:94–114.

Chaudron, L., y W. Jefferson. "Mood Stabilizers During Breastfeeding: A Review". *Journal of Clinical Psychiatry* 2000; 61:79–90.

Chaudron, L. H., y Neha Nirodi. "The Obsessive-Compulsive Spectrum in the Perinatal Period: A Prospective Pilot Study". *Archives of Women's Mental Health* Marzo de 2010; 1434–1816.

Chiu, C. C., et al. "Omega-3 Fatty Acids for Depression in Pregnancy". *American Journal of Psychiatry* 2003; 160(2):358.

Clark C. T., et al. "Lamotrigine Dosing for Pregnant Patients with Bipolar Disorder". *American Journal of Psychiatry* 2013; 170:1240–7.

Cohen, L. S., et al. "Relapse of Major Depression During Pregnancy in Women Who Maintain or Discontinue Antidepressant Treatment". *The Journal of the American Medical Association* 2006; 295:499–507.

Cohen, L. S., et al. "Relapse of depression during pregnancy following antidepressant discontinuation: a preliminary prospective study". *Archives of Women's Mental Health* 2004; 7: 217.

Cohen, L. S., et al. "Venlafaxine in the Treatment of Postpartum Depression". *Journal of Clinical Psychiatry* 2001; 62(8):592–596.

Corral, M., et al. "Morning Light Therapy for Postpartum Depression". *Archives of Women's Mental Health* 2007; 10(5):221–224.

Cox, J. L., et al. "Detection of Postnatal Depression: Development of the 10-Item Edinburgh Postnatal Depression Scale". *British Journal of Psychiatry* 1987; 150:782–786.

Croen, Lisa A. PhD, et al. "Antidepressant Use During Pregnancy and Childhood Autism Spectrum Disorder". *Archives of General Psychiatry* 2011; 68(11):1104–1112.

Crowley, SK y Shawn Youngstedt. "Efficacy of light therapy for perinatal depression: a review". *Journal of Physiological Anthropology* 2012; 31:15.

Da Costa, D., et al. "Dads Get Sad Too: Depressive Symptoms and Associated Factors in Expectant First-Time Fathers". *American Journal of Men's Health* 2017; 11(5):1376–1384.

Damkier, P., y P. Videbech. "The Safety of Second-Generation Antipsychotics During Pregnancy: Una revisión clínicamente enfocada". *CNS Drugs* 2018; 32–351.

Dehkordi, Z. R. "The Effects of Infant Massage on Maternal Postpartum Depression: A Randomized Controlled Trial". *Nursing and Midwifery Studies* 2019; 8(1):28–33.

Deligiannidis, K. M. y M. P. Freeman. "Best Practice in Research". *Clinical Obstetrics and Gynaecology.* Enero de 2014; 28(1): 85–95.

Dennis, C. L. y Therese Dowswell. "Psychosocial and psychological interventions for preventing postpartum depression". *Cochrane Database of Systematic Reviews* 2013; 2.

Dennis, C. L. y E. Hodnett. "Psychosocial and psychological interventions for treating postpartum depression". *Cochrane Systematic Review* 17 de octubre de 2007;(4):CD006116.

Derosa, N., y M. C. Logsdon. "A Comparison of Screening Instruments for Depression in Postpartum Adolescents". *Journal of Child and Adolescent Psychiatric Nursing* 2006; 19(1):13–20.

Di Scalea, T. L. y K. L. Wisner. "Antidepressant Medication Use during Breastfeeding". *Clinical Obstetrics Gynecology* Septiembre de 2009; 52(3):483–497.

Doan, T., et al. "Breast-feeding increases sleep duration of new parents". *Journal of Perinatal Neonatal Nursing* Julio–Septiembre de 2007; 21(3):200–6.

Earls, MF., et al. "Incorporating Recognition and Management of Perinatal Depression Into Pediatric Practice". https://pediatrics.aappublications.org/content/pediatrics/143/1/e20 183259.full.pdf.

Einarson, A. "Antipsychotic Medication (Safety/Risk) During Pregnancy and Breastfeeding". *Current Women's Health Reviews* 2010; Vol. 6 (1).

Einarson, A. "Paroxetine Use in Pregnancy and Increased Risk of Heart Defects". *Canadian Family Physician* Agosto de 2010; 56:767–768.

Einarson, A., et al. "Incidence of Major Malformations in Infants Following Antidepressant Exposure in Pregnancy: Results of a Large Prospective Cohort Study". *Canadian Journal of Psychiatry* 2009; 54(4):242–246.

Enato, E., et al. "The Fetal Safety of Benzodiazepines: An Updated Meta-analysis". *Journal of Obstetrics and Gynaecology Canada* 2011; 33(1):46–48.

Ersek, J. L., y Larissa Huber. "Physical Activity Prior to and During Pregnancy and Risk of Postpartum Depressive Symptoms". *Journal of Gynecologic & Neonatal Nursing* 2009; 38:556–566.

Fairbrother N., et al. "Perinatal anxiety disorder and prevalence and incidence". *Journal of Affective Disorders* 2016; 200:148-155.

Field, T. "Postpartum Depression Effects on Early Interactions, Parenting, and Safety Practices: A Review". *Infant Behavior and Development* 2010; 33:1–06.

Field, T., et al. "Chronic Prenatal Depression and Neonatal Outcome". *International Journal of Neuroscience* 2008; 118:95–103.

Field, T., et al. "Prenatal Dysthymia Versus Major Depression Effects on the Neonate". *Infant Behavior and Development* 2008 31:190–193.

Field, Tiffany. "Maternal Depression Effects on Infants and Early Interventions". *Preventive Medicine* 1998; 27:200–203.

Fisher, Sheehan D. "Paternal Mental Health: Why Is It Relevant?" *American Journal of Lifestyle Medicine*, mayo-junio de 2017; 11(3)200-211.

Forman, D. R., et al. "Effective Treatment for Postpartum Depression Is Not Sufficient to Improve the Developing Mother-Child Relationship". *Development and Psychopathology* 2007; 19:585–602.

Freeman, M. P. "A prenatal supplement with methylfolate for the treatment and prevention of depression in women trying to conceive and during pregnancy". *Annals of Clinical Psychiatry* 2019; 31(1):4–16.

Freeman, M. P. "Breastfeeding and Antidepressants: Clinical Dilemmas and Expert Perspectives". *Journal of Clinical Psychiatry* 2009; 70:2.

Freeman, M. P. "Omega-3 Fatty Acids: An Ideal Treatment for Depression in Pregnancy?" *Evidence-Based Integrative Medicine* 2003; 1(91):43–49.

Freeman, M.P., et al. "Omega-3 Fatty Acids and Supportive Psychotherapy for Perinatal Depression: A Randomized Placebo-Controlled Study". *Journal of Affective Disorders* 2008; 110(1–2):142–148.

Friedrich, J., et al. "The grass isn't always greener: The effects of cannabis on embryological development". *BMC Pharmacology and Toxicology* 2016; 17:45.

Gao, S., et al. "Selective serotonin reuptake inhibitor use during early pregnancy and congenital malformations: a systematic review and meta-analysis of cohort studies of more than 9 million births". *BMC Medicine* 2018; 16;205.

Gavin, N., et al. "Perinatal Depression Prevalence and Incidence". *Obstetrics & Gynecology* 2005; 106(5).

Gjerdingen, D. K., and Barbara P. Yawn. "Postpartum Depression Screening: Importance, Methods, Barriers, and Recommendations for Practice". *Journal of American Board of Family Medicine* 2007; 20:280–288.

Gjerdingen, D. K., et al. "Postpartum Depression Screening at Well-Child Visits: Validity of a 2-Question Screen and the PHQ-9". *Annals of Family Medicine* Enero-febrero de 2009; 7(1):63–70.

Gjerdingen, D.K., et al. "Postpartum Doula and Peer Telephone Support for Postpartum Depression: A Pilot Randomized Controlled Trial". *Journal of Primary Care & Community Health* 2013; 4(1):36–43.

Glover, V., and T. G. O'Connor. "Effects of Antenatal Stress and Anxiety: Implications for Development and Psychiatry". *British Journal of Psychiatry* Mayo de 2002; 180:389–391.

Grigoriadis, S., et al. "Antidepressant Exposure During Pregnancy and Congenital Malformations". *Journal of Clinical Psychiatry* 2013; 74:e293–e308.

Grigoriadis, S., et al. "The Effect of Prenatal Antidepressant Exposure on Neonatal Adaptation: A Systematic Review and Meta-Analysis". *Journal of Clinical Psychiatry* 2013; 74:e309. http://www.uptodate.com/contents/infants-with-antenatal-exposure-to-selective-serotonin-reuptake-inhibitors-ssris-and-serotonin-norepinephrine-reuptake-inhibitors-snris/abstract/7

Grigoriadis, S., et al. "The Impact of Maternal Depression During Pregnancy on Perinatal Outcomes: A Systematic Review and Meta-Analysis". Journal of Clinical Psychiatry 2013; 74:e321–e341.

Grzeskowiak, L. E., et al. "Continuation versus Cessation of Antidepressant Use in the Pre- and Post-Natal Period and Impact on Duration of Breastfeeding. Birth Defects Research Part A". *Clinical and Molecular Teratology* 2014; 100:538–539.

Gunlicks, M. L., y M. M. Weissman. "Change in child psychopathology with improvement in parental depression: a systematic review". *Journal of American Academy of Child and Adolescent Psychiatry* 2008; 47(4):379–389.

Gunn, J. K. L., et al. "Prenatal exposure to cannabis and maternal and child health outcomes: a systematic review and meta-analysis". *British Medical Journal Open* 2016; 6:e009986.

Gutierrez-Galve, L., et al. "Association of Maternal and Paternal Depression in the Postnatal Period with Offspring Depression at 18 Years". *JAMA Psychiatry* 2019; 76(3):290-296.

Halushka, P. "St. John's Wort: A Mini-Review of Its Pharmocokinetics and Anti-Depressant Effects. medscape.com/viewarticle/713605

Hammen, C., y P. A. Brennan. "Severity, Chronicity, and Timing of Maternal Depression and Risk for Adolescent Offspring Diagnoses in a Community Sample". *Archives of General Psychiatry* 2003; 60:253–258.

Hantsoo, Lisa, et al. "A Randomized, Placebo-Controlled, Double-Blind Trial of Sertraline for Postpartum Depression". *Psychopharmacology* 2014; 231:939–948.

Hay, Dale F., et al. "Mothers' Antenatal Depression and Their Children's Antisocial Outcomes". *Child Development* Enero de 2010; 81, No. 1:149–165.

Hendrick, V., y L. Altshuler. "Management of Major Depression During Pregnancy". *American Journal of Psychiatry* Octubre 2002; 159(10):166–173.

Hodgkinson, S. C., et al. "Depressive Symptoms and Birth Outcomes among Pregnant Teenagers". *Journal of Pediatric and Adolescent Gynecology* 2010; 23:16–22.

Huybrechts, K. F., et al. "Association Between Methylphenidate and Amphetamine Use in Pregnancy and Risk of Congenital Malformations: A Cohort Study from the International Pregnancy Safety Study Consortium". *JAMA Psychiatry* 2018; 75(2):167–175.

Hviid, A., et al. "Use of Selective Serotonin Reuptake Inhibitors During Pregnancy and Risk of Autism". *New England Journal of Medicine* 2013; 369:2406–15.

Janecka, M., et. al. "Association of Autism Spectrum Disorder With Prenatal Exposure to Medication Affecting Neurotransmitter Systems". *Journal of the American Medical Association Psychiatry* 2018; 75(12):1217–1224.

Jaques, S. C., et al. "Cannabis, the Pregnant Woman and Her Child". *Journal of Perinatology* 2014; 34(6):417424.

Kelly, Lauren E., et al. "Neonatal Benzodiazepines Exposure during Breastfeeding". *The Journal of Pediatrics* Septiembre de 2012; 161, (3): 448–451.

Kendig, S., et al. "Consensus Bundle on Maternal Mental Health: Perinatal Depression and Anxiety". Journal of The American College of *Obstetricians and Gynecologists* 2017; 0:1-9.

Koren G., y H. Nordeng. "Antidepressant Use During Pregnancy: The Benefit-Risk Ratio". *American Journal of Obstetrics and Gynecology* 2012; 207:157–163.

Koren, G., et al. "Is Maternal Use of Selective Serotonin Reuptake Inhibitors in the Third Trimester of Pregnancy Harmful to Neonates?" *Canadian Medical Association Journal* 2005; 172(11).

Kronenfeld, N., et al. "Chronic use of psychotropic medications in breastfeeding women: Is it safe?" *Plos One* 2018; 13(5):e0197196.

Lassen D., et al. "First-Trimester Pregnancy Exposure to Venlafaxine or Duloxetine and Risk of Major Congenital Malformations: A Systematic Review". *Basic & Clinical Pharmacology & Toxicology* Octubre de 2016; 118(1)26-32.

Lerandowski, R. E., et al. "Predictors of Positive Outcomes in Offspring of Depressed Parents and Non-depressed Parents Across 20 Years". *Journal of Child and Family Studies* 2014; 23:800–811.

Lindahl, V., et al. "Prevalence of Suicidality During Pregnancy and the Postpartum". Archives of Women's Mental Health 2005; 8:77–87.

Louik, C., et al. "First-Trimester Use of Selective Serotonin-Reuptake Inhibitors and the Risk of Birth Defects". New England Journal of Medicine 2007; 356:2675–2683.

Manber, R., et al. "Acupuncture for Depression During Pregnancy". *American Journal of Obstetrics and Gynecology* 2010; 115:511–520.

Marcus, S. M. "Depression During Pregnancy: Rates, Risks and Consequences". *The Canadian Journal of Clinical Pharmacology* Invierno de 2009;16 (1):e15–e22.

Marcus, S. M., et al. "Depressive Symptoms Among Pregnant Women Screened in Obstetric Settings". *Journal of Women's Health* 2003; 12(4):373–380.

Maschi, S., et al. "Neonatal Outcome Following Pregnancy Exposure to Antidepressants: A Prospective Controlled Cohort Study". *British Journal of Obstetrics and Gynaecology* 2008; 115:283–289.

McKenna, K., et al. "Pregnancy Outcome of Women Using Atypical Antipsychotic Drugs: A Prospective Comparative Study". *Journal of Clinical Psychiatry* 2005; 66:444–449.

Meador K. J., et al. "Breastfeeding in children of women taking antiepileptic drugs: cognitive outcomes at age 6 years". *JAMA Pediatrics* Agosto de 2014; 168(8): 729–36.

Meador, K. J., et al. "Cognitive Function at 3 Years of Age after Fetal Exposure to Antiepileptic Drugs". *New England Journal of Medicine* 2009; 360(16):1597–1605.

Meltzer-Brody S. y Alison Stuebe. "The long-term psychiatric and medical prognosis of perinatal mental illness". *Best Practice & Research: Clinical Obstetrics & Gynaecology* Enero de 2014; 28(1):49–60.

Miller, E. S., et al., "Obsessive-Compulsive Symptoms During the Postpartum Period". *Journal of Reproductive Medicine.* 2013; 58(3–4):115–122.

Misri, S. "Managing Unipolar Depression in Pregnancy". *Current Opinion in Psychiatry* 2009; 22(1):13–18.

Mitchell, J. and J. Goodman. "Comparative effects of antidepressant medications and untreated major depression on pregnancy outcomes: a systematic review". *Archives of Women's Mental Health* Abril de 2018; 21(5); 505–516.

Moretti, M. E., et al. "Evaluating the Safety of St. John's Wort in Human Pregnancy". *Reproductive Toxicology* 2009; 28(1):96–99.

Moses-Kolko, E. L., et al. "Neonatal Signs After Late In Utero Exposure to Serotonin Reuptake Inhibitors: Literature Review and Implications for Clinical Applications". *Journal of American Medical Association* 2005; 293(19):2372–2383.

Moses-Kolko, E. L., et al. "Transdermal Estradiol for Postpartum Depression: A Promising Treatment Option". *Clinical Obstetrics and Gynecology* 2009; 52(3):516–529.

Mounts, K. O. "Screening for Maternal Depression in the Neonatal ICU". *Clinical Perinatology* 2009; 36:137–152.

Mulcahy, R., et al. "A Randomised Control Trial for the Effectiveness of Group Interpersonal Psychotherapy for Postnatal Depression". Archives of Women's Mental Health 2010; 13:125–139.

Netsi, E., et al. "Association of Persistent and Severe Postnatal Depression with Child Outcomes". *JAMA Psychiatry* 2018; 75(3):247–253.

Newport, D. J., et al. "Lamotrigine in Breast Milk and Nursing Infants: Determination of Exposure". *Pediatrics* 2008; 122(1). http://www.pediatrics.Org/cgi/content/full/122/l/e223.

Nordeng, F. L., y O. Spigset. "Treatment with Selective Serotonin Reuptake Inhibitors in the Third Trimester of Pregnancy: Effects on the Infant". *Drug Safe* 2005; 28(7):565–581.

Norhayati M. N., et al. "Magnitude and risk factors for postpartum symptoms: a literature review.: *Journal of Affective Disorders* 2015; 175:34-52.

Norman, E., et al. "An Exercise and Education Program Improves Wellbeing of New Mothers: A Randomized Controlled Trial". *Physical Therapy* 2010; 90:348–355.

Nulman, I., et al. "Child Development Following Exposure to Tricyclic Antidepressants or Fluoxetine Throughout Fetal Life: A

Prospective, Controlled Study". *American Journal of Psychiatry* Noviembre de 2002; 159:1889–1895.

Nulman I., et al. "Neurodevelopment of Children Following Prenatal Exposure to Venlafaxine, Selective Serotonin Reuptake Inhibitors, or Untreated Maternal Depression". *American Journal of Psychiatry* 2012; 169:1165. http://www.uptodate.com/contents/infants-with-antenatal-exposure-to-selective-serotonin-reuptake-inhibitors-ssris-and-serotonin-norepinephrine-reuptake-inhibitors-snris/abstract/37

Oates, M. "Perinatal Psychiatric Disorders: A Leading Cause of Maternal Morbidity and Mortality". *British Medical Bulletin* 2003; 67:219–229.

Occhiogrosso, M., et al. "Persistent Pulmonary Hypertension of the Newborn and Selective Serotonin Reuptake Inhibitors: Lessons from Clinical and Translational Studies". American Journal of Psychiatry 2012; 169:134–140.

O'Hara, M. W., et al. "Efficacy of Interpersonal Psychotherapy for Postpartum Depression". *Archives of General Psychiatry* 2000; 57(11):1039–1045.

Oren, D. A., et al. "An Open Trial of Morning Light Therapy for Treatment of Antepartum Depression". *American Journal of Psychiatry* Apr 2002; 159(4):666–669.

Ornoy, A. y G. Koren. "Selective Serotonin Reuptake Inhibitors During Pregnancy: Do We Have Now More Definite Answers Related to Prenatal Exposure?" *Birth Defects Res* Julio de 2017; 109(12): 898–908.

Orr, S. T., et al. "Maternal Prenatal Depressive Symptoms and Spontaneous Preterm Births Among African-American Women in Baltimore, Maryland". *American Journal of Epidemiology*. 2002; 156:797–802.

Orsolini, L., et al. "Suicide during Perinatal Period: Epidemiology, Risk Factors, and Correlates". *Front Psychiatry* 2016; 7:138 https://www.ncbi.nlm.nih.gov/pmc/articles/PMC4981602/.

Palladino, C., et al. "Homicide and Suicide During the Perinatal Period". American Journal of Obstetrics and Gynecology 2011; 118:1056–63.

Paulson, J. F., y Sharnail D. Bazemore. "Prenatal and Postpartum Depression in Fathers and Association with Maternal Depression: A Meta-Analysis". Journal of American Medical Association 2010; 303(19):1961–1969.

Paulson, J. F., et al. "Individual and Combined Effects of Postpartum Depression in Mothers and Fathers on Parenting Behavior". *Pediatrics* Agosto de 2006:118(2); 659–668.

Pedersen, L. H., et al. "Prenatal Antidepressant Exposure and Behavioral Problems in Early Childhood—A Cohort Study". *Acta Psychiatrica Scandinavica* 2013; 127–126. http://www.uptodate.com/contents/infants-with-antenatal-exposure-to-selective-serotonin-reuptake-inhibitors-ssris-and-serotonin-norepinephrine-reuptake-inhibitors-snris/abstract/36

Pinheiro, Emily, et al. "Sertraline and Breastfeeding: Review and Meta-Analysis". *Archives of Women's Mental Health.* http://link.springer.com/journal/737Abril de 2015, 18(2),139-146.

Pope, C. J., y D. Mazmanian. "Breastfeeding and Postpartum Depression: Methodological Recommendations for Future Research". *Depression Research and Treatment* 2016; 4765310.

Pope, C. J., et al. "Recognition, Diagnosis and Treatment of Postpartum Bipolar Depression". *Expert Review of Neurotherapeutics* 2014. 14(1), 19–28.

Qiao, Y., et al. "Effects of depressive and anxiety symptoms during pregnancy on pregnant, obstetric and neonatal outcomes: A follow-up study". *Journal of Obstetrics and Gynaecology* Abril de 2012; 32:237–240.

Ramchandani, P. G., et al. "Depression in Men in the Postnatal Period and Later Child Psychopathology: A Population Cohort Study". *Journal of American Academy of Child and Adolescent Psychiatry* 2008; 47:390–398.

Reck C. K., et al. "Prevalence, Onset and Comorbidity of Postpartum Anxiety and Depressive Disorders". *Acta Psychiatrica Scandinavica* 2008; 118:459–468.

Robinson, G. E. "Controversies About the Use of Antidepressants in Pregnancy". *Journal of Nervous and Mental Disease* Marzo de 2015; 203(3):159–163.

Rominov, H., et al. "A Systematic Review of Interventions Targeting Paternal Mental Health in the Perinatal Period". *Journal of Infant Mental Health* Mayo de 2016; 37(3):289-301.

Ross L. E, et al. "Selected Pregnancy and Delivery Outcomes After Exposure to Antidepressant Medication: A Systematic Review and Meta-Analysis". *Journal of American Medical Association Psychiatry* 2013; 70:436–443.

Ross, L., et al. "Sleep and Perinatal Mood Disorders: A Critical Review". *Journal of Psychiatry and Neuroscience* 2005; 30(4).

Russell, E., et al. "Risk of Obsessive-Compulsive Disorder in Pregnant and Postpartum Women: A Meta-Analysis". *Journal of Clinical Psychiatry* 2013; 74(4), 377–385

Ryan, S. A., et al. AAP Committee on Substance Use and Prevention, AAP section on breastfeeding. "Marijuana Use During Pregnancy and Breastfeeding: Implications for Neonatal and Childhood Outcomes". *Pediatrics* 2018; 142(3).

Sanz, E. J., et al. "Selective Serotonin Reuptake Inhibitors in Pregnant Women and Neonatal Withdrawal Syndrome Database Analysis" (see comment). *Lancet* 2005; 356(9458):482–487.

Segre, L. S., et al. "Interpersonal Psychotherapy for Antenatal and Postpartum Depression". *Primary Psychiatry* 2004; 11(3):52–56.

Sharma, V., et al. "Bipolar II Postpartum Depression: Detection, Diagnosis, and Treatment". *American Journal of Psychiatry* 2009; 166:1217–1221.

Shaw, R. J., et al. "The Relationship Between Acute Stress Disorder and Posttraumatic Stress Disorder in the Neonatal Intensive Care Unit". *Psychosomatics* 2009; 50:131–137.

Shi, P., et al. "Maternal depression and suicide at immediate prenatal and early postpartum periods and psychosocial risk factors". *Psychiatry Research* Marzo de 2018; 261:298–306.

Shiller, C. E., et al. "The Role of Reproductive Hormones in Postpartum Depression". *CNS Spectrums* Feb 2015; 20(1):48–59.

Sidebottom, A. C., et al. "Validation of the Patient Health Questionnaire (PHQ)-9 for Prenatal Depression Screening". *Archives of Women's Mental Health* 2012; 15:367–374.

Sit, D., y Katherine L. Wisner. "Identification of Postpartum Depression". *Clinical Obstetrics and Gynecology* Sep 2009; 52(3):456–468.

Smit, M., et al. "". *Journal of Clinical Psychopharmacology* Febrero de 2015;35; 163.

Sockol, LE, "A systematic review and meta-analysis of interpersonal psychotherapy for perinatal women". *Journal of Affective Disorders* 2018; 232:316–328.

Sorensen, M. J., et al. "Antidepressant Exposure in Pregnancy and Risk of Autism Spectrum Disorder". *Clinical Epidemiology* 2013; 5:449-559.

Spinelli, M. G., and J. Endicott. "Controlled Clinical Trial of Interpersonal Psychotherapy Versus Parenting Education Program for Depressed Pregnant Women". *American Journal of Psychiatry* 2003; 160(3):555–562.

Stamou, G., et al. "Cognitive-Behavioural therapy and interpersonal psychotherapy for the treatment of post-natal depression: a narrative review". *BMC Psychology* 2018; 6(28):1-25.

Stevens, A. W.M.M., et al. "Risk of recurrence of mood disorders during pregnancy and the impact of medication: A systematic review". Journal of Affective Disorders 2019; 249:96–103.

Stuart, S., et al. "The Prevention and Psychotherapeutic Treatment of Postpartum Depression". *Archives of Women's Mental Health* 2003; 6 (suppl 2):57–59.

Suri, R., et al. "Effects of Antenatal Depression and Antidepressant Treatment on Gestational Age at Birth and Risk of Preterm Birth". *American Journal of Psychiatry* 2007; 164:1206–1213.

Tak, C. R., et al. "The impact of exposure to antidepressant medications during pregnancy on neonatal outcomes: a review of retrospective database cohort studies". *European Journal of Clinical Pharmacology* 2017; 73:1055–1069.

Thyen, A., et al., "Electroconvulsive Therapy During Pregnancy". *Primary Care Companion for CNS Disorders* Julio de 2017; 19(4).

Van den Bergh, B. R., et al. "Antenatal Maternal Anxiety and Stress and the Neurobehavioral Development of the Fetus and Child: Links and Possible Mechanisms. A Review". *Neuroscience & Biobehavioral Reviews* Abril de 2005; 29(2):237–58.

Viguera, A. C., et al. "Risk of Recurrence in Women with Bipolar Disorder During Pregnancy: Prospective Study of Mood Stabilizer Discontinuation". *American Journal of Psychiatry* 2007; 164:1817–1824.

Warburton, W., et al. "A Register Study of the Impact of Stopping Third Trimester Selective Serotonin Reuptake Inhibitor Exposure on Neonatal Health". *Acta Psychiatrica Scandinavica* 2009; 1–9.

Weissmann, A. M., et al. "Pooled Analysis of Antidepressant Levels in Lactating Mothers, Breast Milk, and Nursing Infants". *American Journal of Psychiatry* 2004; 161:1066–1078.

Werner, E., et al. "Preventing postpartum depression: Review and recommendations". *Archives Women's Mental Health* Febrero de 2015; 18(1):41–60.

Wesseloo, R., et al. "Risk of postpartum episodes in women with bipolar disorder after lamotrigine or lithium use during pregnancy: A population-based cohort study". *Journal of Affective Disorders* Agosto de 2017; 15; 218 394–397.

Wilson, K. L., et al. "Persistent Pulmonary Hypertension of the Newborn Is Associated with Mode of Delivery and Not with Maternal Use of Selective Serotonin Reuptake Inhibitors". *American Journal of Perinatology* 2011; 28:19–24.

Wisner, K. L. "Prevention of Recurrent Postpartum Depression: A Randomized Clinical Trial". *Journal of Clinical Psychiatry* Febrero de 2001; 62(2):82–86.

Wisner, K. L. "Timing of Depression Recurrence in the First Year After Birth". *Journal of Affective Disord*ers 2004; 78(3):249–52.

Wisner, K. L., y C. Schaefer. "Psychotropic Drugs", en *Drugs During Pregnancy and Lactation:* Treatment Options and Risk Assessment. *Academic Press* 2015; 293–339.

Wisner, K. L., et al. "Major Depression and Antidepressant Treatment: Impact on Pregnancy and Neonatal Outcomes Medications and Lactation". *American Journal of Psychiatry in Advance* 2009; 166:557–566.

Wisner, K. L., et al. "Onset Timing, Thoughts of Self-harm, and Diagnoses in Postpartum Women with Screen-Positive Depression Findings". *JAMA Psychiatry* Mayo de 2013; 70(5):490–498.

Yamamoto-Sasaki, M., et al. "Association between antidepressant use during pregnancy and autism spectrum disorder in children: a retrospective cohort study based on Japanese claims data". *Maternal Health, Neonatology, and Perinatology* 2019; 5:1.

Yan, J., et al. "Association between Duration of Folic Acid Supplementation during Pregnancy and Risk of Postpartum Depression". *Nutrients* 2017; 9(11).

Yonkers, K., et al. "Management of Bipolar Disorder During Pregnancy The Postpartum Period". *Focus* 2005; 3:266–279.

Yonkers, K. A., et al. "The Management of Depression During Pregnancy: A Report from the American Psychiatric Association and the American College of Obstetricians and Gynecologists". *General Hospital Psychiatry* 2009; 31:403–413.

Young, S. M., et al. "Placentophagy's effects on mood, bonding, and fatigue: A pilot trial, part 2". *Women and Birth* 2017; 31:e258-e271.

Apéndice

Terminología

aceite de pescado omega 3: El grado farmacéutico es la forma más pura de aceite de pescado y contiene la mayor cantidad de ácidos grasos omega 3 de EPA y DHA (los ácidos grasos "esenciales"). No todos los productos son iguales. Busque un producto que tenga un Certificado de Análisis, que esté aprobado por USP (Farmacopea de los Estados Unidos) o que un tercero haya probado su pureza. Asegúrese de verificar las cantidades de EPA y DHA para asegurarse de obtener 1000 mg de EPA. Le recomendamos que se asegure de comprar aceite de pescado capturado de manera que proteja el ecosistema del océano. ¡Lea la etiqueta atentamente!

alucinación: algo que una persona ve (alucinación visual) o escucha (alucinación auditiva) pero otras personas no. A menudo, las alucinaciones tienen contenido religioso, por ejemplo, escuchar la voz de Dios o de Satanás. Estas alucinaciones a menudo incluyen órdenes, que le dicen a la paciente que debe hacer ciertas cosas.

cortisol: Conocido como "la hormona del estrés". El cortisol es una hormona secretada por las glándulas adrenales durante estados de ansiedad o agitación.

depresión: Un trastorno común caracterizado por estado de ánimo triste, irritabilidad, alteraciones del sueño y del apetito, pérdida de placer, fatiga y desesperanza. La depresión puede ser causada por distintos factores, incluyendo factores bioquímicos, emocionales y psicológicos.

estimulación magnética transcraneal (TMS, por sus siglas en inglés): TMS es una terapia que utiliza campos electromagnéticos para estimular áreas del cerebro que pueden ser poco activas en personas que sufren de depresión. Esta terapia debe ser recetada y administrada por un médico, generalmente un psiquiatra. Los pacientes se sientan en una silla especial (como en el dentista), y se coloca una bobina magnética en su cabeza durante hasta una hora en cada sesión de tratamiento. Los pacientes están totalmente alertas durante las sesiones y pueden leer o mirar televisión. El tratamiento se realiza todos los días (al menos 5 días por semana) durante 4 a 6 semanas, generalmente en un consultorio. Puede conducir hacia las sesiones y de regreso. El efecto secundario más común observado es el dolor de cabeza. Algunas compañías de seguros cubren estos tratamientos.

fobia: Miedo persistente e irracional de un objeto, actividad o situación específica. Este miedo suele llevar a evitar el objeto o la situación temida o a experimentarla con miedo. Las fobias comunes incluyen el miedo a las alturas, a volar en avión, a los lugares pequeños y a las arañas.

higiene del sueño: Una variedad de prácticas que ayudan a promover un buen sueño. Algunas de estas incluyen asegurarse de que su habitación sea oscura, tranquila y relajante. Evite el alcohol, la cafeína y el tabaco cerca de la hora de acostarse. Apague las luces brillantes y apague los dispositivos electrónicos una hora antes de acostarse y use lentes que bloqueen la luz azul. Tener mascotas en la cama a veces puede interrumpir el sueño.

hipomanía: A veces se confunde con la alegría normal y la excitación de tener un nuevo bebé. Los síntomas hipomaníacos incluyen actividad intencionada creciente, hablar excesivamente, pensamientos acelerados, menor necesidad de sueño, distracción e irritabilidad. No hay ninguna dificultad significativa que le impida a la mujer desenvolverse, pero la hipomanía se asocia con episodios depresivos significativos más adelante en el período postparto.

idea delirante: Una creencia falsa. Una persona puede sentirse perseguida o espiada o creer que no es ella misma. A menudo estos pensamientos tienen contenido religioso.

inestabilidad del estado de ánimo: Cuando los estados de ánimo cambian rápidamente. Por ejemplo, el humor puede cambiar de feliz a triste.

insomnio: Incapacidad para dormir. Esto puede incluir dificultad para dormirse o dificultad para permanecer dormido.

luces azules bajas: Los televisores, las computadoras y bombillas contienen rayos de luz azul. La luz azul le dice a su cerebro que no produzca melatonina, una hormona que ayuda a su cuerpo a dormir. El sueño mejora cuando aumenta su nivel de melatonina. Puede comprar anteojos especiales o bombillas que filtren la luz azul (para poder seguir viendo televisión o estar en su computadora). Recomendamos LowBlueLights.com.

manía: Un síntoma del trastorno bipolar (ver definición) caracterizado por excitación exagerada, hiperactividad y pensamientos acelerados y confusos. Una persona que atraviesa un estado maníaco siente furor emocional y a menudo no tiene buen juicio. Puede hablar rápido y sentir que necesita dormir o comer poco. Los pensamientos son confusos y la persona suele tener comportamientos sexuales, sociales y físicos poco saludables, por ejemplo, tener comportamientos sexuales inadecuados o realizar cantidades excesivas de compras.

medicamento psicotrópico: Medicamento que actúa sobre el equilibrio químico del cerebro y tiene efectos sobre los procesos de pensamiento o los estados de sentimiento. Los antidepresivos y los ansiolíticos pertenecen a esta categoría.

medicina complementaria y alternativa (CAM, por sus siglas en inglés): Estos tratamientos cubren una amplia variedad de terapias. Los tratamientos complementarios son aquellos utilizados como mejoras *además* del tratamiento principal. Los tratamientos alternativos se usan *en lugar de* medicación.

neurotransmisor: Las sustancias químicas liberadas por las células nerviosas que llevan información de una célula a otra. Este tipo de sustancia química transmite mensajes en el cerebro. Algunos neurotransmisores son la serotonina, la norepinefrina y la dopamina.

posparto: El período después de que la madre da a luz. Una enfermedad se considera enfermedad posparto si comienza en el primer año después del nacimiento.

prenatal: Durante el embarazo.

psicoanálisis: Forma de psicoterapia que se concentra en los factores inconscientes que afectan las relaciones y los patrones de comportamiento actuales. El psicoanálisis rastrea los factores hasta sus orígenes, muestra cómo cambiaron con el paso del tiempo y ayuda al paciente a sobrellevar la vida adulta. El paciente habla y el terapeuta principalmente escucha. La terapia tiene lugar cuatro o cinco veces por semana y puede continuar durante años. Este es el tipo de terapia que se muestra a menudo en películas o en televisión.

psicosis: Trastorno mental extremo y potencialmente peligroso que incluye la pérdida de contacto con la realidad. La persona psicótica presenta comportamientos irracionales y tiene alucinaciones e ideas delirantes. Requiere hospitalización y medicación. Actualmente se piensa que la mayoría de los casos de psicosis posparto se deben a trastorno bipolar. Las mujeres con psicosis tienen una tasa mayor de suicidio y de infanticidio.

psicoterapia interpersonal: La terapia interpersonal es un tipo de psicoterapia breve y altamente estructurada que trata asuntos interpersonales. Este modelo de terapia ha demostrado ser eficaz para el tratamiento de los trastornos del ánimo y de ansiedad prenatales y postparto.

La terapia interpersonal ayuda al paciente a resolver problemas, por ejemplo, desacuerdos, sentimientos de aislamiento, ajuste a nuevos roles, o ayuda para sobrellevar una pérdida. El terapeuta trabaja dentro de un marco de colaboración.

recaída: Volver a enfermarse después de un período de bienestar.

terapia cognitiva basada en la atención plena (MBCT, por sus siglas es inglés): Esta terapia combina las ideas y herramientas de la terapia cognitiva con prácticas meditativas y ejercicios de respiración. La atención plena ayuda a enfocar la conciencia en el momento presente, con calma y sin juzgar, al tiempo que se reconocen los sentimientos, los pensamientos y las sensaciones corporales.

terapia cognitiva conductual (CBT, por sus siglas en inglés): Se han realizado extensas investigaciones sobre la terapia cognitiva conductual y se ha concluido que es una forma de psicoterapia muy eficaz para problemas perinatales.

En este tipo de terapia, el terapeuta tiene un papel activo en el proceso terapéutico y suministra una estructura clara y un enfoque para el tratamiento. La terapia cognitiva le enseña al paciente de qué manera algunos patrones de pensamiento, creencias o comportamientos crean síntomas como depresión, ansiedad o enojo. El terapeuta trabaja junto al paciente para ayudarle a desarrollar nuevas maneras de pensar y de actuar positivas. Este tipo de terapia brinda apoyo al paciente y lo alienta a crear objetivos prácticos y específicos, así como las técnicas para alcanzar esos objetivos. Se enfoca en la creación de nuevas habilidades.

terapia electroconvulsiva (ECT, por sus siglas en inglés): Procedimiento médico utilizado para tratar la depresión severa, el trastorno bipolar y la psicosis, incluso durante el embarazo. La terapia electroconvulsiva se realiza bajo anestesia 2 o 3 veces por semana durante 6 a 12 sesiones. Puede proporcionar una mejora rápida de los síntomas. Los efectos secundarios pueden incluir pérdida de memoria y dolores musculares.

trastorno bipolar: También conocido como trastorno maníaco depresivo. Se caracteriza por cambios en el estado de ánimo que van de maníaco (ver "manía") a deprimido. Muchos investigadores creen que esta enfermedad tiene un fuerte componente genético. El trastorno bipolar ocurre en un espectro de gravedad. El trastorno bipolar I incluye episodios repetidos de manía y depresión. El trastorno bipolar II se caracteriza por períodos recurrentes de hipomanía y depresión. Los episodios maníacos pueden incluir alucinaciones y delirios, lo que provoca una emergencia médica. Las fluctuaciones hipomaníacas pueden incluir problemas para dormir, irritabilidad, agitación, ansiedad y dificultad para concentrarse. A menudo a las personas se las consideran de carácter cambiante o "malhumoradas". A menudo hay antecedentes de un miembro de la familia (que puede no haber sido diagnosticado nunca) con trastorno bipolar.

trastorno de pánico: Durante un ataque de pánico, la persona puede sentir síntomas que incluyen miedo intenso, respiración rápida, sudor, náuseas, mareos y entumecimiento u hormigueo. Quienes sufren estos ataques a menudo temen un nuevo ataque de pánico y pueden desarrollar conductas para evitar situaciones que piensan que podrían desencadenar un ataque.

trastorno del ánimo o de ansiedad perinatal (PMAD, por sus siglas en inglés): Un trastorno del estado de ánimo (por ejemplo, depresión o ansiedad) que comienza durante el embarazo o durante el primer año posparto.

trastorno disfórico premenstrual (PMDD, por sus siglas en inglés): Una combinación de síntomas que aparecen una o dos semanas antes de la menstruación y desaparecen dentro de la semana posterior del inicio de la menstruación. Los síntomas comunes incluyen hinchazón, calambres, irritabilidad, fatiga, enojo y depresión. Aproximadamente el 75 por ciento de las mujeres experimentan algún grado de los síntomas premenstruales que afectan el estado de ánimo.

trastorno obsesivo compulsivo: Se produce en una de cada 100 personas. Está relacionado con un desequilibrio químico en el cerebro. Esta enfermedad empeora durante períodos de estrés. Las obsesiones son pensamientos que aparecen de repente y son repetitivos. Incluso cuando se las conforta, las personas con obsesiones siguen preocupándose o teniendo pensamientos repetitivos. Las compulsiones son acciones repetitivas para reducir la ansiedad producida por la obsesión. Las compulsiones a menudo consisten en limpiar, verificar (por ejemplo, verificar las cerraduras de las puertas o que el bebé esté respirando) o contar (por ejemplo, el número de pañales en la bolsa). Una persona puede tener sólo obsesiones, u obsesiones y compulsiones.

trastorno por déficit de atención / hiperactividad (ADHD, por sus siglas en inglés): el ADHD suele ser un trastorno de salud mental de por vida que se observa en niños y adultos. Los síntomas incluyen dificultad para enfocarse, con comportamiento hiperactivo e impulsivo que puede causar dificultades en las relaciones y el desempeño laboral.

trastorno por estrés postraumático: Este trastorno puede producirse después de un acontecimiento que ponga en riesgo la vida o provoque lesiones como, por ejemplo, ataque o abuso sexual, o un parto traumático. Las personas que padecen de estrés postraumático a menudo tienen pesadillas y recuerdos muy vivos del acontecimiento traumático, tienen dificultades para dormir y se sienten distantes. Los síntomas pueden ser intensos y pueden dificultar en forma significativa la vida cotidiana.

Profesionales de la salud (EE.UU.)

Nota: Las licencias varían de un estado a otro. Asimismo, la información acerca de trastornos emocionales perinatales no suele ser parte de la mayoría de los programas de capacitación. Consulte la sección del Capítulo 3 que contiene información sobre cómo encontrar un terapeuta o psiquiatra calificado.

asesora de lactancia / lactation consultant: Especialistas capacitadas, a veces certificadas, que suministran apoyo y educación acerca del amamantamiento. Una asesora de lactancia puede ayudar en cuestiones como amamantar, usar sacaleches, alimentar con biberón y destetar.

asistente médico (PA-C, por sus siglas en inglés): Los PA son profesionales médicos que diagnostican enfermedades, desarrollan y manejan planes de tratamiento, recetan medicamentos y, a menudo, sirven como los principales proveedores de atención médica de los pacientes. Los AP pueden tener certificación de especialidad en psiquiatría.

certificación en salud mental perinatal (PMH-C, por sus siglas en inglés): los PMH son profesionales de la salud mental, profesionales afines (como doulas y consultoras de lactancia) y los profesionales médicos que emiten recetas pueden obtener la certificación en salud mental perinatal. (Ver postpartum.net para encontrar un proveedor certificado o para obtener más información sobre cómo obtener la certificación).

consejero clínico profesional con licencia / licensed clinical professional counselor (LCPC): Un LCPC es un profesional que tiene una maestría en salud mental. No están autorizados a recetar medicamentos.

doula o asistente de parto / doula, birth doula: La palabra *doula* proviene de una palabra griega que significa "sirviente de la mujer". El rol de una doula certificada es suministrar apoyo físico y emocional a las mujeres y a sus parejas durante el trabajo de parto y el parto. Las doulas no realizan tareas clínicas como exámenes vaginales o controles del ritmo cardíaco fetal. Las doulas no están capacitados para diagnosticar condiciones médicas o psicológicas o dar consejos médicos; su trabajo consiste en apoyar a las mujeres para que se respeten sus preferencias durante el trabajo de parto y el parto. Las doulas educan a las mujeres con respecto a medidas de confort físico y emocional durante el trabajo de parto, el parto y el período inmediatamente posterior al parto, incluyendo la lactancia materna inicial.

doula posparto / postpartum doula: Hay una diferencia entre una doula que asiste durante el nacimiento y una doula posparto. Las doulas posparto proporcionan apoyo físico, emocional y educativo para las mujeres y sus parejas después de que el bebé llega a la casa. Las doulas posparto certificadas tienen certificación en reanimación cardiopulmonar y están capacitadas para brindar apoyo para la lactancia, el cuidado de recién nacidos, nutrición y el ajuste emocional a la tarea de ser padres durante las primeras semanas de vida del bebé. A menudo, las doulas posparto ayudan con tareas de la casa y preparan comidas. Para obtener más información sobre los organismos de certificación, consulte la sección Recursos.

Preguntas para ayudar a seleccionar una doula:

¿Tiene certificación?

¿Tiene capacitación en depresión posparto?

¿Qué opina acerca del uso de medicación para la depresión?

¿Qué recursos locales nos puede recomendar en caso de depresión posparto?

endocrinólogo / endocrinologist: Un médico (MD) especializado en el tratamiento de problemas relacionados con las hormonas. Los endocrinólogos suelen tratar problemas de tiroides.

enfermera-partera certificada / certified nurse- midwife (CNM): Una enfermera-partera certificada es una profesional de la salud capacitada en enfermería y en asistencia a mujeres antes, durante y después del parto. Brinda atención médica primaria a mujeres en edad fértil, incluyendo atención prenatal, atención durante el trabajo de parto y el parto, atención después del parto, exámenes ginecológicos, atención del recién nacido, asistencia sobre planificación familiar, asistencia previa al embarazo, manejo de la menopausia y asesoramiento sobre mantenimiento de la salud. Las enfermeras-parteras certificadas se encargan de más del 9% de los partos en los Estados Unidos. Muchas están autorizadas a recetar medicamentos.

enfermera psiquiátrica / psychiatric nurse (APRN): Las enfermeras certificadas que reciben educación adicional y obtienen un título de maestría o doctorado pueden recibir una certificación de práctica avanzada (APRN, por las siglas en inglés de Advanced Practice Registered Nurse) en una especialidad. Realizan la gama completa de atención psiquiátrica a individuos, familias, grupos y comunidades y, en la mayoría de los estados, están autorizadas a recetar medicamentos. Las enfermeras con título APRN pueden atender pacientes en forma independiente.

partera / midwife: (Ver "enfermera partera certificada" y "partera certificada".) Algunas mujeres realizan el trabajo de parteras sin licencia. Asegúrese de preguntar a la partera acerca de su capacitación y su licencia.

partera certificada / certified midwife (CM): Una partera certificada es una profesional capacitada para asistir a mujeres durante el parto. Cuenta con certificación del American College of Nurse-Midwives. Brinda atención médica primaria a mujeres, incluyendo atención prenatal, atención durante el trabajo de parto y el parto, atención después del parto, exámenes ginecológicos, atención del recién nacido, asistencia sobre planificación familiar, asistencia previa al embarazo, manejo de la menopausia y asesoramiento sobre mantenimiento de la salud.

psicólogo clínico / clinical psychologist: Profesionales de salud mental que tienen un título de doctorado en psicología (PhD, PsyD o EdD). Tienen amplia capacitación clínica en investigación, evaluación y aplicación de distintas terapias psicológicas. Los psicólogos clínicos se dedican al estudio, diagnóstico, tratamiento y prevención de trastornos mentales y emocionales. No están autorizados a recetar medicamentos.

psicólogo de parejas y familias / Marriage and Family Therapist (MFT): Un profesional que tiene una maestría. Su capacitación es similar a la de un trabajador social clínico con licencia (LCSW) y un consejero clínico profesional con licencia (LCPC). Estos profesionales tienen capacitación en terapia individual, de pareja y familiar. No están autorizados a recetar medicamentos.

psicoterapeuta / psychotherapist: Puede ser un psicólogo clínico, un psiquiatra, un consejero profesional, un trabajador social u otro profesional de salud mental. Sólo un médico, un especialista en enfermería clínica o asistente médico puede recetar medicamentos.

psiquiatra / psychiatrist: Estos profesionales de salud mental tienen título de doctores en medicina (MD). Cuentan con capacitación avanzada en diagnóstico psiquiátrico, psicofarmacología (manejo de medicación en casos de salud mental) y psicoterapia. Estos médicos son los expertos en recetar medicamentos psicotrópicos.

trabajador social psiquiátrico / psychiatric social worker: Estos profesionales de salud mental tienen título de maestría en trabajo social (MSW) y están capacitados para reconocer el impacto de factores ambientales en los trastornos mentales. La sigla LCSW designa a los trabajadores sociales clínicos con licencia (Licensed Clinical Social Worker). Estos profesionales no pueden recetar medicamentos.

Recomendaciones y premios

Más allá de la melancolía es un recurso recomendado por muchos profesionales, organizaciones, agencias e instituciones educativas, tales como:

Brooke Shields, actriz y escritora sobre la depresión postparto

Childbirth and Postpartum Professional Association (CAPPA)

Departamento de salud regional de Durham, Canadá

First 5 Butte County, California

International Childbirth Education Association. (ICEA)

Michigan Spectrum Health

Departamento de salud del estado de Nueva York

Pine Rest Christian Mental Health Services

Postpartum Support International (PSI)

Rex Health Center, University of North Carolina

Departamento de Salud y Servicios Sociales de los Estados Unidos

Armada de los Estados Unidos

Los premios incluyen:

iParenting Media Award

Premio de oro, National Parenting Publications

Premio de bronce, National Health Information

Seminarios, capacitación, talleres y consulta

Las doctoras Bennett e Indman ofrecen consultas, charlas y capacitación sobre trastornos perinatales a una amplia gama de profesionales y organizaciones. Los temas incluyen:

- Evaluación, diagnóstico y prevención
- Modelos y técnicas de psicoterapia
- Investigaciones recientes sobre psicofarmacología
- Consecuencias de enfermedades no tratadas
- Recursos para ayudar a familias que sufren.

Adaptan sus presentaciones para a las necesidades e intereses de los participantes. Trabajan individualmente o en equipo; pueden proporcionar cualquier tipo de programa en su institución, desde una charla breve a la hora del almuerzo hasta un seminario completo de dos días. Póngase en contacto con ellas directamente para coordinar y obtener información sobre tarifas.

Comuníquese con Shoshana Bennett o Pec Indman directamente:

Shoshana S. Bennett, PhD
DrShosh.com

Pec Indman, PA, EdD, MFT, PMH-C
PecIndman@yahoo.com

Acerca de las autoras

SHOSHANA BENNETT, PhD ("Dr. Shosh"), mamá de Elana y Aaron, fundó Postpartum Assistance for Mothers en 1987 después de su experiencia con dos episodios de depresión posparto que pusieron en riesgo su vida. Es autora de *Children of the Depressed, Pregnant on Prozac* y *Postpartum Depression for Dummies*. Dr. Shosh ha aparecido en programas televisivos a nivel nacional como experta posparto. Los programas de noticias la consultan a menudo. Participa habitualmente en entrevistas radiales a nivel nacional y ha sido citada en muchos diarios y revistas. Es ex presidenta de Postpartum Support International, destacada conferenciante invitada, oradora principal, creadora de la primera aplicación para depresión posparto, productora ejecutiva de la película *Dark Side of the Full Moon (El Lado Oscuro de la Luna Llena)* y cofundadora del Postpartum Action Institute. Obtuvo tres credenciales de enseñanza, dos maestrías, un doctorado y cuenta con una licencia como psicóloga clínica.

PEC INDMAN, PA, EdD, MFT, PMH-C tiene un doctorado en psicología, una maestría en psicología de la salud y licencia para ejercer como psicóloga de parejas y familias. También cuenta con certificación nacional en salud mental perinatal. Se formó como asistente médica para consultorios de medicina familiar en Johns Hopkins University. La Dra. Indman es ex Directora de educación y capacitación de Postpartum Support International y participa en conferencias anuales. Desarrolla planes de estudios para Postpartum Support International y es capacitadora de esta organización. La Dra. Indman ha sido entrevistada en radio a nivel nacional y en televisión a nivel nacional e internacional. También ha dado entrevistas a revistas y periódicos. La Dra. Indman ha participado como asesora experta en muchos programas federales y locales, y ha hecho presentaciones a una amplia gama de audiencias a nivel nacional e internacional. Es madre de dos hijas, Megan y Emily.

Índice

CPSIA information can be obtained
at www.ICGtesting.com
Printed in the USA
BVHW030802230321
603257BV00007B/33

9 781949 135503